I0036216

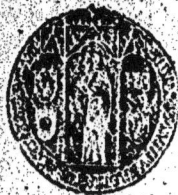

Théorie Sensorielle

et Théorie Motrice

des

Déviations Oculaires

Conjuguées

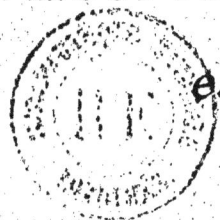

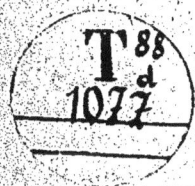

T^{88}_{d}
1077

MONTPELLIER

G. FIRMIN, MONTANE ET SICARDI

THÉORIE SENSORIELLE

ET THÉORIE MOTRICE

DES

DÉVIATIONS OCULAIRES
CONJUGUÉES

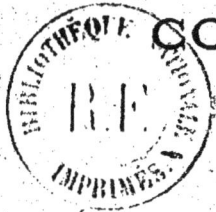

PAR

Le Docteur PORTES

EX-INTERNE DES HOPITAUX D'ORAN

LAURÉAT DE LA FACULTÉ DE MÉDECINE

MONTPELLIER

IMPRIMERIE Gust. FIRMIN, MONTANE ET SICARDI

Rue Ferdinand-Fabre et Quai du Verdanson

1905

Tα 88

1077

A LA MÉMOIRE DE

MON GRAND-PÈRE LE DOCTEUR PORTES

A MON PÈRE, A MA MÈRE

A MA SŒUR

A MON PARRAIN

A MES ONCLES ET A MES TANTES

A MES COUSINES

E. PORTES.

A MES PARENTS

A MES AMIS

E. PORTES.

A MON PRÉSIDENT DE THÈSE

MONSIEUR LE DOCTEUR GRASSET

PROFESSEUR DE CLINIQUE MÉDICALE
ASSOCIÉ NATIONAL DE L'ACADÉMIE DE MÉDECINE
LAURÉAT DE L'INSTITUT

A MES MAITRES

E. PORTES.

AVANT-PROPOS

Au début de ce travail, notre premier devoir est d'adresser l'hommage d'une profonde reconnaissance à tous ceux qui, à des degrés divers, ont encouragé et soutenu nos efforts. Ce ne serait qu'un bien vieil usage, devenu banal à force de s'être imposé à tous, si la personnalité et la sincérité des sentiments qui le dictent ne lui conféraient un cachet toujours nouveau.

Que nos parents, dont la bonté constante et l'affection nous ont été si douces, soient, une fois de plus, assurés de notre inaltérable attachement.

Que nos maîtres, plus spécialement MM. Grasset, Carrieu et Rauzier, acceptent nos remerciements sincères pour l'enseignement, à la fois élevé et pratique, qu'ils répandent avec tant de générosité et de bienveillance. Nous leur devrons d'avoir compris l'importance des principes généraux en science médicale comme en toute science, la nécessité de l'examen méthodique des malades pour aboutir à des diagnostics précis et à des médications rationnelles. Ils nous ont montré que si la thérapeutique vraiment scientifique représente trop souvent encore un idéal voilé et insaisissable, le scepticisme à son égard s'atténue dans une large mesure devant la connaissance plus approfondie des médicaments, de leurs propriétés en physiologie normale et pathologique et des indications réelles qu'ils comportent.

Aidé de leurs conseils et de leurs exemples, puissions-nous, une fois livré à nos propres forces, conserver les éléments précieux d'une pratique raisonnée et raisonnable, en nous souvenant que la vraie médecine répugne à constater les symptômes et à les combattre sans essayer de comprendre leur cause.

Nous prions M. le professeur Grasset d'accepter un témoignage particulier de reconnaissance pour l'honneur qu'il nous fait en présidant notre jury de thèse.

INTRODUCTION

Dans la *Semaine médicale* du 13 janvier 1904, paraissait un article remarquable de M. le professeur Bard, de Genève, sur la question complexe étudiée depuis la thèse de Prévost, sous le nom de déviation conjuguée apoplectique de la tête et des yeux. Passant en revue les diverses interprétations pathogéniques émises jusqu'alors, cet auteur combat longuement les théories qui rattachent ce syndrome à la paralysie d'un centre spécial commandant les mouvements associés de rotation oculo-céphalique, et propose une conception nouvelle rapportant cette attitude à une paralysie sensorielle unilatérale et à la prédominance des centres réflexes de l'hémisphère opposé, dont le fonctionnement est conservé. Cette perturbation sensorielle, uniformément répartie entre tous les centres d'une moitié du cerveau, loin de dépendre du siège de la lésion, serait réglée par l'intensité de l'inhibition, mesurée elle-même par la brutalité et la profondeur de l'ictus.

Il nous a paru intéressant de rechercher si cette idée ingénieuse et séduisante reposait sur des bases solides et méritait de supplanter d'une façon absolue ou même partielle l'interprétation pathogénique généralement acceptée.

Après avoir résumé l'historique de la déviation, nous avons exposé longuement la théorie sensorielle et les critiques adressées à la théorie paralytique.

(Chap. II). Nous avons souligné la possibilité, en l'absence de toute intervention sensorielle unilatérale, des attitudes post-apoplectiques de la tête et des yeux, identiques dans leurs formes aux déviations conjuguées contemporaines d'une hémianopsie.

(Chap. III). Nous avons montré la non-efficacité de la suppression fonctionnelle des voies optiques centripètes dans la détermination des attitudes oculo-céphaliques, et nié du même coup le rôle des autres sens.

(Chap. IV). Rattachant toutes les positions pathologiques à des troubles exclusivement moteurs, nous avons cherché dans la notion de siège et de nature de la lésion, plutôt que dans une inhibition à distance, la raison des caractères fondamentaux de la forme commune du phénomène de Prévost.

(Chap. V). De la variété du tableau symptomatique dans des cas nombreux, nous avons déduit la nécessité d'admettre désormais des déviations oculaires et des déviations céphaliques, associées ou non au hasard des lésions, et non plus un groupement défini et constant formé par la rotation simultanée de la tête et des yeux.

Autorisé à étudier séparément les attitudes oculaires, nous avons essayé (chap. VI), de mettre en lumière la paralysie portant sur les mouvements de latéralité des deux yeux dans le sens opposé à la déviation.

Nous basant sur la loi générale de la répartition physiologique des nerfs corticaux, nous avons accepté la différenciation d'un appareil nerveux pour les déplacements latéraux associés (chap. VII), puis nous avons montré que la perte du tonus peut accompagner les lésions corticales (chap. VIII).

(Chapitre IX). Nous avons cru devoir admettre les idées de Roux sur l'existence de deux centres en relation avec les mouvements associés de latéralité des yeux et, dans le chapitre X, enfin, nous avons donné un aperçu du trajet connu de ce nerf oculogyre ou homioculomoteur dont le trouble produit les déviations oculaires associées.

THÉORIE SENSORIELLE

ET THÉORIE MOTRICE

DES

DÉVIATIONS OCULAIRES

CONJUGUÉES

CHAPITRE PREMIER

HISTORIQUE DE LA DEVIATION CONJUGUEE DE LA TETE ET DES YEUX.— LA THEORIE SENSORIELLE

C'est à peine si, dans les annales de la médecine antérieures à la thèse de Prévost, on retrouve quelques indications sur la déviation conjuguée de la tête et des yeux associée à l'hémiplégie organique.

En 1864, Vulpian (1), dans le cours professé au Muséum, « rapproche ce phénomène des mouvements de rotation observés chez les animaux à la suite de certaines lésions de l'encéphale. » (2)

---

(1) Vulpian. — Revue des cours scientifiques, 1865, p. 410. — Leçons sur la physiologie du système nerveux. Paris, 1866, p. 888 et suivantes.

(2) Prévost. — Thèse de Paris, 1868.

L'année suivante, Prévost publie une série d'observations dans la *Gazette hebdomadaire*, et, un peu plus tard, dans un mémoire sur le ramollissement cérébral, écrit en collaboration avec Cotard (1), insiste sur cette association symptomatique, et présente un groupe d'observations expérimentales justifiant à ses yeux l'opinion émise par Vulpian.

En 1867, Charcot consacre une leçon à ce syndrome, qu'il est tenté d'admettre à un degré plus ou moins prononcé dans tous les états apoplectiques.

En 1868, paraît enfin la thèse de Prévost, appuyée sur un ensemble de 58 observations, où l'auteur accepte les conclusions déjà formulées. C'est le premier travail d'ensemble sur cette question, et il mérite, à juste raison, de marquer la date la plus importante de l'étude des déviations conjuguées. On trouve à titre de règle que le malade regarde sa lésion quand elle est hémisphérique tandis qu'il peut regarder du côté opposé si elle est mésocéphalique.

On ne tarde pas cependant à publier un certain nombre d'exceptions à cette loi clinique, et, dans sa thèse de 1876, Landouzy (2) réunit un ensemble de faits discordants. Les rapprochant des mouvements convulsifs observés dans certaines méningites localisées et dans l'épilepsie partielle, il crée une distinction heureuse entre les phénomènes d'ordre convulsif et d'ordre paralytique ; puis, par suite d'une interprétation erronée, il conclut que dans les lésions hémisphériques le ma-

---

(1) Prévost et Cotard. — Études physiologiques et pathologiques sur le ramollissement cérébral (mémoire de la Société de Biologie, 1865 ; Gazette médicale de Paris, 1866.)

(2) Landouzy. — Contribution à l'étude des convulsions et paralysies liées aux méningoencéphalites frontopariétales. Thèse de Paris 1876.

lade regarde sa lésion quand il y a convulsion, le côté opposé quand il y a paralysie.

Trois ans plus tard seulement, indépendamment l'un de l'autre, M. Landouzy (1) et M. Grasset (2) modifient la conclusion première et posent la loi depuis lors classique, exactement inverse de celle primitivement adoptée : « Dans les lésions des hémisphères, s'il y a déviation conjuguée, le malade regarde l'hémisphère lésé quand il y a paralysie, son hémiplégie quand il y a convulsion. » Tous deux placent le centre de la déviation oculo-céphalique dans la région du pli courbe.

Picot (3), dans ses leçons cliniques de 1892, reprend la question dans son ensemble au sujet de quelques constatations personnelles intéressantes, étudie de près les observations déjà publiées, et accepte comme suffisamment fondées les lois déjà posées relativement au sens de la déviation ; il reconnaît que dans les lésions corticales le foyer siège habituellement dans la région du pli courbe ou dans son voisinage, sur le lobe pariétal inférieur, sur la partie postérieure des première et deuxième circonvolutions temporales. N'oubliant pas qu'il existe cependant des faits contradictoires, il ajoute que dans les sciences biologiques il n'y a pas de lois fixes et immuables pourvues de la rigueur des lois mathématiques.

En 1895, Charcot et Pitres (4) trouvent justifiées les conclusions relatives au sens de la déviation conjuguée de la tête et des yeux, mais s'attachent à mettre en relief l'impossibilité

---

(1) Landouzy. — Progrès médical, septembre 1879.
(2) Grasset. — Montpellier médical, juin 1879.
(3) Picot. — Clinique médicale, 1892, t. II.
(4) Charcot et Pitres. — Centres moteurs corticaux chez l'homme, 1895.

de déterminer la localisation du prétendu centre cortical d'après les cas cités.

Tandis qu'Allen Starr (1) ne trouve dans la casuistique américaine aucune observation favorable à l'existence d'un centre spécial, Henschen (2) le place dans le lobule pariétal inférieur, tout près du lobule du pli courbe.

Wernicke (3) rapporte une observation que Charcot et Pitres trouvent trop complexe pour permettre une affirmation absolue, où la déviation conjuguée lui permit de diagnostiquer une lésion du pli courbe confirmée par la nécropsie. A cette occasion, il reprend l'analyse de tous les documents publiés antérieurement et déclare :

« 1° Que la déviation conjuguée des yeux survenant comme symptôme direct d'une lésion en foyer est toujours en rapport avec une lésion du lobule pariétal inférieur ou des faisceaux de fibres émanés de ce lobule.

» 2° Que, réciproquement, les lésions du lobule pariétal inférieur entraînent toujours la déviation conjuguée des yeux, au moins d'une façon transitoire.

» 3° Que les lésions bilatérales symétriques des lobules pariétaux inférieurs paraissent engendrer une forme d'ophtalmoplégie totale qui mériterait le nom d'ophtalmoplégie pseudo-nucléaire. »

Ces conclusions, excessivement nettes, n'ont pas été admises sans conteste, et, comme nous le disions tout à l'heure, Charcot et Pitres trouvent leurs bases insuffisantes ; ils citent des observations où la lésion du lobule pariétal inférieur n'amena

---

(1) Allen Starr. — Charcot et Pitres, *loc. cit.*, p. 140.
(2) Henschen. *Idem.*
(3) Wernicke. — Arch für Psychiatrie und Nervenkrankheiten, 1889.

aucune déviation, d'autres où la déviation conjuguée se mani-
festa sans atteinte appréciable de cette zone.

En présence d'un malade atteint de crises jacksoniènes
avec rotation de la tête et des yeux, Personali (1) rattache ce
syndrome « à une lésion occupant l'écorce ou le voisinage de
l'écorce du lobule pariétal inférieur droit, avec noyau prin-
cipal dans le pli courbe et possibilité d'une extension à la zone
psychomotrice. » Trois interventions chirurgicales basées sur
ces données amènent une telle amélioration que l'auteur ita-
lien n'hésite pas à conclure : « la partie déclive du pli courbe
représente un prolongement de la zone visuelle, la partie
haute, arquée, un centre oculomoteur. »

Prévost, qui, au début, avait sous l'inspiration de Vulpian,
assimilé tous les cas de déviation conjuguée aux mouvements
de manège observés chez les animaux, accepte, dans un travail de 1899, la distinction entre les déviations paralytiques
et convulsives. « J'ai pu, dit-il, confirmer expérimentalement
l'opinion émise par Landouzy et Grasset, et montrer qu'une
déviation conjuguée des yeux avec rotation de la tête produite
par une lésion des hémisphères ou de la région cérébelleuse,
se transforme en une déviation en sens inverse, quand, au
moyen d'une excitation électrique, on transforme une influence paralysante en une excitation des mêmes parties. Les
mouvements conjugués des yeux se font, comme je l'avais
dit dans ma thèse, du côté de la lésion, si cette lésion occupe
un des hémisphères, le plus souvent du côté opposé si elle
siège dans le cervelet ou ses dépendances. Le sens est inverse
en cas de lésions provoquant une excitation et non une paralysie de ces mêmes régions. »

_____

(1) Personali.— Reforma medica, juin 1899 — Gazette hebdomadaire de méd. et de chirur., 1899, p. 826.

Dans les *Archives de Neurologie* de 1899, Joanny Roux (1)
publie un travail important sur les centres moteurs oculaires;
il rejette, d'après les données récentes de la physiologie et de
l'embryologie, l'existence de centres distincts et autonomes
sensitifs ou sensoriels et moteurs, et considère cette doctrine
comme surannée. A Fleschsig, dit-il, revient l'honneur d'avoir
élevé à la hauteur d'une loi générale cette coexistence des centres corticaux sensoriels et moteurs. Ce premier point établi,
et s'appuyant sur les travaux de plusieurs physiologistes, no-
tamment de Fritsch et Hitzig, Ferrier, Beevor et Horsley,
Munk, Steiner et aussi Mott et Schœffer, il admet dans la région postérieure du lobe frontal « probablement au niveau
du pied de la deuxième frontale, l'existence d'un centre correspondant à la sensibilité générale de l'œil et de l'orbite, et
à la motilité du globe oculaire et des paupières. » Il en fait le
centre oculo-moteur antérieur ou sensitivo-moteur.

De même que la présence d'une zone répondant à la sensibilité générale permet, d'après la loi de Fleschsig, de concevoir l'existence d'un centre réflexe antérieur, de même l'existence d'un centre visuel cortical (sensoriel) autorise à placer
dans une seule et même région (cunéus, lobe lingual et lobe
fusiforme d'après Dépernie et Viallet ; — scissure calcarine
lobe lingual et lobe fusiforme d'après Brissaud ; — scissure
calcarine seulement avec ses deux lèvres, d'après Henschen),
un centre réflexe répondant à la fonction sensorielle : c'est le
centre postérieur ou sensorio-moteur, le centre réflexe des impressions rétiniennes ; par son intermédiaire, la rétine commande et dirige elle-même ses déplacements. L'expérimentation légitime à ses yeux la conception de ce centre postérieur :

_____

(1) Joanny Roux. — Archives de Neurologie, 1899, p. 177. Double
centre d'innervation corticale oculo-motrice.

en effet, certains physiologistes (Bechterew, Luciani, Tambu-
rini, Unverrich, Danillo, Munk, Schœffer) ont, par l'excitation électrique du lobe occipital, produit la déviation en sens
opposé des globes oculaires.

La connaissance de deux centres oculo-moteurs corticaux
devait fatalement conduire à des restrictions sur l'idée antérieure d'une localisation unique susceptible d'entraîner la déviation conjuguée. Roux essaye d'expliquer par la multiplicité des centres les divergences d'opinion et tente de concilier
par ce moyen les partisans de localisations diverses.

« La déviation des yeux habituellement associée à l'hémiplégie motrice, sans lésion ni du pli courbe ni du lobe occipital, est produite par une lésion du centre oculo-moteur antérieur.

« La déviation conjuguée de la tête et des yeux associée
à l'hémianopsie latérale, est sous la dépendance des lésions
du centre postérieur sensorio-moteur ou de ses fibres de projection centripètes et centrifuges. »

La déviation conjuguée dans les lésions du pli courbe s'ex-
pliquerait par le passage à ce niveau des fibres de projection
du centre postérieur, il existe des faits où la lésion de cette
région ne produisit aucune atteinte à la position normale des
globes oculaires ; on sait, d'autre part, que la destruction des
fibres sous-jacentes détermine simultanément de l'hémianopsie et de la déviation, mais aussi que l'hémianopsie peut faire
défaut ; les fibres nerveuses centripètes et centrifuges, intimement mélangées à ce niveau, ne peuvent, on le devine, être dé-
truites séparément, mais on sait, en revanche, qu'en présence
d'une même cause pathologique les fibres centripètes conservent plus longtemps leur fonctionnement que les fibres centrifuges. « Nous serions tenté, dit-il, d'admettre la progres-
sion suivante dans les lésions du pli courbe : une lésion très

2

superficielle et légère ne détermine aucun symptôme du côté des yeux ; une lésion un peu plus prononcée détermine la déviation conjuguée par action sur les fibres centrifuges issues du centre vis··· cortical ; une lésion profonde détermine à la fois de l'hémianopsie et de la déviation oculaire. »

Au sujet de cette association de la déviation et de l'hémianopsie, il ajoute que cette forme n'est pas décrite isolément dans les traités classiques ; « cependant on peut dire que dans l'hémianopsie latérale homonyme, elle ne manque à peu près jamais. Seulement elle est souvent passagère, disparaît quelquefois au bout de plusieurs jours, peut être facilement corrigée ; le malade tourne sa tête et ses yeux du côté opposé sans difficulté. Cependant, non seulement elle est presque constante, mais, chez les malades dans le demi-coma, c'est un excellent signe qui permet de soupçonner le trouble de la vision. Son explication pathogénique est très simple : le regard est attiré du côté du champ visuel sain, comme il peut être attiré à l'état normal, du côté d'une vive lumière. »

Ainsi en résumé, Roux admet une première forme de déviation corticale par trouble du centre antérieur, une deuxième forme par trouble du centre postérieur, et dans ce cas, elle est associée à l'hémianopsie, et c'est l'hémianopsie qui la détermine ; enfin, les déviations par lésion du pli courbe naîtraient d'une atteinte portée aux fibres qui sont en relation avec le centre postérieur sensorio-moteur.

Les mêmes idées sont exposées dans la thèse d'Alamagny (1) écrite sous l'inspiration de Roux.

Revilliov, de Genève, sans rien publier cependant, avait été frappé de la coïncidence de l'hémianopsie et de la déviation.

---

(1) Alamagny. — Du rôle moteur du centre visuel cortical. Thèse de Lyon, 1903.

Ce n'est qu'en 1904 que Bard (1), sans connaître les travaux de Roux et sa description de la forme hémianopsique de la déviation, généralise l'idée et s'efforce de démontrer qu'il n'existe pas seulement une forme hémianopsique de la déviation, mais que toute déviation de la tête et des yeux post-apoplectique résulte du déficit sensoriel plus ou moins intense développé par l'ictus dans tout l'hémisphère lésé et de la prédominance des centres sensoriels de l'hémisphère sain.

Avant d'étudier en détail la théorie sensorielle si brillamment exposée par cet auteur, disons tout d'abord qu'elle a été acceptée en tant que cause possible par M. Dufour (2), par MM. Brissaud et Péchin (3) et quelques autres auteurs ; M. Grasset lui a fait tout d'abord une part dans la pathogénie des déviations. « On peut admettre, dit-il (4), que l'hémianopsie intervient dans un certain nombre de cas pour produire cette attitude oculaire : le malade ne pouvant pas regarder du côté où il ne voit pas, prend l'habitude de regarder du côté où il voit. »

En 1900 déjà Murri (5) s'était élevé contre les idées classiques sur la déviation conjuguée, rattachant cette attitude à une hyperactivité du cervelet ou des centres corticaux du côté sain, sans attribuer aucun rôle à la paralysie du côté malade. Cette hyperactivité pouvait être le résultat de lésions diverses

(1) Bard. — Semaine médicale, 13 janvier et 4 mai 1904.

(2) Dufour. — Société de Neurologie, 3 mars 1904 ; Revue Neurologique, 1904, p. 333.

(3) Brissaud et Péchin. — Revue Neurologique, 1904, p. 638.

(4) Grasset. — Centre nerveux, 1905, p. 384.

(5) Murri. — Origine della deviazione oculo-cephalica e della rigidita musculare précoce nelle malattie cerebrali. Rev. critica di clinica medica, 17 et 24 nov., 1er et 8 déc. 1900.

siégeant en des points quelconques du cerveau, et produisant à distance l'excitation des centres.

Ensemble des objections de M. Bard contre les conceptions antérieures de la déviation conjuguée de la tête et des yeux associée à l'hémiplégie organique.

Loin de synthétiser les causes des déviations observées chez les hémiplégiques, de les réunir en un seul faisceau pour ramener leur pathogénie à la destruction d'un ou de plusieurs centres, il lui paraît préférable de les « séparer nettement en groupes naturels, et de les individualiser en formes cliniques distinctes, pour n'appliquer ensuite qu'à chacune de ces dernières l'interprétation particulière qui lui convient. »

A ce titre, il dégage de l'ensemble des faits « une variété fréquente de déviations conjuguées, celle qui mérite vraiment le nom de forme commune et qui d'ailleurs a servi de base principale à la description de M. Prévost »... « Elle consiste en une rotation de la tête et des yeux du côté des membres sains », et se retrouve dans les cas « de lésions hémisphériques accompagnées d'ictus apoplectique et suivies d'hémiplégie. » Sa fréquence est très grande, étant donnés les cas légers où le malade « a seulement une propension à porter son regard plus volontiers du côté opposé à l'hémiplégie. »

Symptôme habituellement fugace, il persiste parfois pendant un temps plus ou moins long, et disparaît dans les cas mortels, au moment de la résolution générale ; son importance est liée non au siège de la lésion, mais à sa gravité.

La déviation peut porter seulement sur les globes oculaires, et se maintenir après disparition de la déviation de la tête. Enfin, « les mouvements volontaires de la tête et des yeux du côté opposé à la déviation peuvent être très affaiblis, mais ne sont jamais abolis ; les iris peuvent tout au moins gagner le milieu des ouvertures palpébrales, et, par un effort du malade, dépassent souvent ce niveau. »

Cette forme commune se distingue des autres variétés cliniques de la déviation conjuguée de la tête et des yeux : tout d'abord, dans celle qui résulte des lésions protubérantielles atteignant le noyau ou les fibres du moteur oculaire externe, « la tête participe peu ou pas à la déviation, et celle des yeux se fait du côté opposé à la lésion. » Elle n'est pas identique pour les deux yeux, et cesse d'être conjuguée quand on ferme l'œil strabique, ce qui n'arrive pas dans la forme commune post-apoplectique.

Les déviations convulsives de la tête et des yeux par irritation des centres moteurs corticaux dans les crises d'épilepsie partielle, de méningites, ou de néoplasmes, considérées par Landouzy et Grasset comme la contre-partie des déviations paralytiques, ne méritent pas davantage d'être rapprochées de la forme commune. Sans doute les crises d'épilepsie Jacksonnienne ou les excitations expérimentales amènent une déviation par irritation des centres fonctionnels de ces organes ; mais cela permet-il d'en conclure que le phénomène de Prévost est le résultat d'une lésion destructive portant sur ces mêmes centres ? Cette formule est née du rapprochement superficiel de faits essentiellement distincts. »

Enfin les contractures secondaires tardives ou précoces des hémiplégiques ne méritent pas d'être considérées comme le résultat inverse des phénomènes paralytiques d'un ou de plusieurs centres spécialisés. Les contractures précoces produisent une déviation inverse des états paralytiques, par un mécanisme identique à celui des crises convulsives de l'épilepsie partielle, attitudes essentiellement différentes de celles qu'on

observe dans les contractures secondaires tardives, ces der
nières étant réglées « par l'inégalité de puissance des grou
pes musculaires antagonistes : la tête est légèrement incliné
sur l'épaule du côté malade, la face légèrement tournée er
sens opposé, vers le côté sain. »

Les déviations de la tête et des yeux avec rotation de la
face vers les membres sains, associée à l'hémianopsie homonyme, par lésion ou inhibition du centre sensorio-moteur, sont
au contraire presque entièrement semblables aux attitudes
décrites dans le phénomène de Prévost.

Roux, qui a le premier signalé la déviation d'origine hémianopsique, ne la différencie pas des déviations paralytiques,
au point de vue de son évolution, montrant par là, dit M.
Bard, qu'il en méconnaît encore les caractères symptomati-
ques spéciaux.

La forme commune ne mérite pas d'être confondue avec la
forme hémianopsique ; elle doit cependant en être rapprochée
autant qu'elle demande à être éloignée des déviations d'origine purement motrices, convulsives ou paralytiques.

L'auteur de la théorie sensorielle s'efforce de mettre en évidence « l'étrangeté » de cette monoplégie liée à la lésion d'un
centre spécialisé, son peu de ressemblance avec les monoplé-
gies d'origine cérébrale habituellement observées « qui toujours sont le fait de lésions légères, bien limitées, le plus souvent de ramollissements corticaux survenus sans ictus. Quand
elles surviennent accompagnées d'ictus, elles ne deviennent
distinctes et ne s'individualisent qu'après l'effacement « des
phénomènes à distance dus à l'inhibition diffuse du début. »
Elles naissent de la lésion de centres définis ; aussi se mon-
trent-elles exceptionnelles, comparées à l'extrême fréquence
des déviations associées au phénomène de Prévost.

Quelques auteurs, et parmi eux Von Monakow (1), ont tenté d'expliquer leur rareté par la pluralité des centres et par la facilité des suppléances qui en résulte. Mais, ajoute M. Bard, cette suppléance, témoin de l'existence de plusieurs centres, loin de fournir une preuve à la théorie paralytique, plaide contre elle, puisque la condition première de sa possibilité est la négation de la spécialisation d'un centre moteur de la tête et des yeux.

En outre, si une lésion d'origine centrale peut amener l'impossibilité des mouvements volontaires, elle est incapable de créer une attitude particulière explicable seulement par la perte du tonus : la perte du tonus « est le propre des paralysies périphériques, radiculaires ou nucléaires » ; elle est encore moins admissible pour les muscles à double représentation corticale et n'intervient jamais dans la paralysie des centres d'association.

L'attitude de la tête trouve moins encore que celle des yeux une solution satisfaisante dans la théorie paralytique. Les muscles qui commandent ses mouvements sont affectés à un si grand nombre de fonctions que la lésion d'un seul de leurs centres ne saurait amener une diminution notable de leur tonus. D'ailleurs il est difficile de comprendre comment une lésion unilatérale peut amener une attitude fixe de la tête, car cette attitude obéit à deux groupes de muscles différents, situés dans deux régions opposées, l'une du côté sain, l'autre du côté hémiplégique.

Rien ne prouve d'ailleurs « malgré le consentement unanime actuel » qu'il existe réellement un centre psychomoteur pour les mouvements associés de la tête et des yeux. Les ob-

---

(1) Von Monakow — Gehirnpathologie, p. 352, Vienne, 1897.

servations de déviation conjuguée expérimentale par excitation des zones postérieures de l'écorce, s'expliquent infini-
ment mieux par l'intervention des centres sensorio-moteurs :
celles qui résultent de l'excitation des zones antérieures, de
la région périrolandique démontrent simplement qu'il existe à
ce niveau « un centre des mouvements des yeux, un autre
des mouvements de la tête, comme il en existe pour les mouvements volontaires, ou pour les mouvements réflexes sensitifs de tous les segments du corps, que ces deux centres sont
très voisins, que l'excitation se propage facilement de l'un à
l'autre, mais nullement qu'il y en ait un qui soit commun au
même ordre de mouvements de ces deux organes. »

M. Bard admet la conception schématique émise par M.
Grasset sur les nerfs hémioculomoteurs, la trouve aussi exacte
que suggestive, mais ajoute que si la lésion de ce nerf théorique explique fort bien la paralysie des mouvements associés
volontaires dans une seule direction, elle serait au même titre que celle d'un centre d'association incapable de créer une
attitude paralytique par perte du tonus.

Tels sont les motifs qui ont conduit M. Bard à chercher une
explication nouvelle de la déviation conjuguée de la tête et des
yeux associée à l'hémiplégie organique.

Exposé de la théorie sensorielle

Le seul moyen de résoudre le paradoxe créé par une attitude ayant tous les caractères d'un phénomène actif, à côté
de symptômes d'ordre paralytique, est d'admettre « qu'il
s'agit bien, en dernière analyse, d'un mouvement actif, auto-
matique, inconscient, commandé par le côté sain de l'encéphale, mais que sa raison d'être est l'existence d'une para-

lysie centrale, qui dès lors ne peut être qu'une paralysie sensorielle. »

« L'observation de l'état physiologique nous apprend que toutes les perceptions tendent à provoquer un réflexe cortical, subconscient, polygonal, dirait M. Grasset, une orientation de l'appareil périphérique de réception dans la direction de l'excitant du sens considéré. Un bruit, une odeur, comme un phénomène visuel provoquent une rotation de la tête du côté de leur production, et le phénomène de Prévost n'est que la reproduction fidèle de ce mouvement fonctionnel réflexe.

» A l'état normal, tous les sens étant également sollicités de chaque côté de l'espace par l'égalité fonctionnelle des deux moitiés du corps et des centres nerveux, le fonctionnement de leurs réflexes ne peut amener aucune attitude normale durable. Mais il y a tout lieu de penser qu'il devra en être autrement, lorsque la paralysie des centres sensoriels de tout un hémisphère laissera le champ libre aux seuls réflexes siégeant dans les centres opposés »... « L'hémianopsie homonyme crée précisément une attitude de déviation conjuguée, qui devient la règle à l'état de repos, et qui constitue une variété clinique particulière du phénomène de Prévost. Cette forme, qui s'explique par l'absence absolue d'appel aux réflexes dans une moitié de champ visuel, met en évidence ce que peut faire, à ce point de vue, une anesthésie sensorielle corticale unilatérale ; combien sera plus efficace dans le même sens, une hémianesthésie généralisée de tous les centres sensoriels encéphaliques. »

L'ictus apoplectique est le phénomène causal de la déviation par l'inhibition diffuse, transitoire, de toute la sphère sensorielle dans un seul hémisphère, au même titre que de la sphère motrice. Les formes graves peuvent se traduire par la suppression fonctionnelle dans le cerveau entier et par la

résolution musculaire générale. Habituellement il n'en est
pas ainsi, et l'on peut constater une différence dans la chute
des membres des deux côtés. Il existe un rapport identique
dans les fonctions sensorielles et l'hémisphère sain perçoit,
bien que d'une façon confuse, les impressions venant des organes des sens déterminer les réflexes automatiques habituels,
sans action antagoniste possible de l'hémisphère inhibé.

La déviation dans le phénomène de Prévost traduit cette
suppression fonctionnelle, non, comme le veut la théorie classique, par simple prédominance d'un groupe musculaire sur
le groupe antagoniste paralysé, mais par un mouvement actif,
à point de départ sensoriel, par la persistance dans une seule
hémirétine (1) des réflexes visuels, ce que l'on peut exprimer
en disant : le malade dévie ses yeux involontairement, par
réflexe, vers le côté d'où il reçoit des impressions lumineuses ; il regarde où il voit.

M. Bard va plus loin et déclare « que les excitations extérieures productrices de réflexes, ne sont pas indispensables ;
le fait que par la suspension d'activité d'un hémisphère l'évocation spontanée des images sensorielles n'a plus lieu que d'un
seul côté, est capable de produire la déviation latérale, et c'est
sans doute le motif pour lequel celle-ci peut parfois persister,
peut-être même apparaître pendant le sommeil ».

Tous les détails cliniques bien connus de la forme commune
du phénomène de Prévost s'expliquent dès lors simplement :
elle appartient essentiellement à la phase de prédominance
unilatérale des centres sensoriels, d'où son apparition pen-

---

(1) Nous admettons plus loin qu'on doit raisonner sur la théorie
sensorielle dans son ensemble comme on raisonne sur la théorie
hémianopsique en particulier.

dant la période des phénomènes apoplectiques. Dans les cas très graves, aux approches de la mort, la déviation cesse parce que l'égalité réflexe se rétablit entre les deux hémisph.res, égalité dans l'inhibition et dans l'anesthésie qui produit le même effet d'équilibre que l'égalité dans l'action. Dans les cas qui s'améliorent, la déviation se corrige et disparait à mesure que la prédominance unilatérale se dissipe par la rentrée en scène des centres sensoriels du côté malade, tout comme l'hémiplégie par celle des centres psychomoteurs. Le parallélisme d'évolution se poursuit d'ailleurs jusqu'au bout ; de même que les phénomènes paralytiques volontaires se localisent et persistent dans les lésions de la sphère motrice suivant leur siège, de même, si la localisation de la lésion entraîne une paralysie sensorielle définitive, la déviation persistera dans la mesure où elle sera commandée par le déficit sensoriel.

Quant à la différence de motilité volontaire des yeux vers le côté malade et vers le côté sain, elle serait due à la persistance des influences automatiques dans le second cas, influences dont l'action s'ajouterait à celle de la volonté, cette dernière étant seule au contraire à provoquer le mouvement dans le sens opposé à la déviation, en second lieu, à ce que les muscles qui agissent sont ceux du côté paralysé.

De toutes les attitudes liées aux troubles sensoriels, la forme hémianopsique est la seule qu'on ait pu isoler jusqu'à ce jour ; mais M. Bard suppose qu'on en reconnaîtra dans l'avenir de nouvelles formes plus ou moins bien caractérisées, qu'il conviendra de préciser et de décrire, en tenant compte à la fois du caractère et du degré de ces troubles. Cette dernière remarque signifie que pour provoquer la déviation conjuguée de la tête et des yeux, il n'est nullement besoin de l'abolition des perceptions sensorielles ; il suffit de leur affaiblissement et de leur insuffisance à déterminer les réflexes moteurs qui leur sont normalement liés.

Cette inégalité dans le pouvoir réflexe des deux hémisphères, placée sous la dépendance directe et exclusive d'une inégalité dans le fonctionnement sensoriel peut, d'après M. Bard, être mise en évidence par des signes qu'il a décrits ; on pourrait constater au moyen de ces signes un parallélisme constant entre la déviation conjuguée et le rapport de la réflectivité des deux hémisphères entre eux.

Si chez un malade atteint de déviation conjuguée apoplectique, on abaisse les paupières, après avoir eu soin de ramener la tête dans le plan antéro-postérieur, puis, qu'on les soulève brusquement, on trouve les iris sur la ligne médiane ; mais la déviation se reproduit rapidement sous les yeux mêmes de l'observateur. Ces deux déplacements seraient tour à tour le fait de la suppression et du retour des impressions rétiniennes réveillant l'activité des centres sains de direction du regard.

En second lieu, si on avance rapidement le doigt dans la direction de l'œil sans atteindre le contact des cils, le réflexe sensorio-moteur, qui consiste dans une occlusion ou une tendance à l'occlusion des paupières, ne se produit que dans le champ visuel vers lequel s'est faite la déviation. Ce réflexe, ajoute M. Bard, suit nettement la marche de la déviation, c'est-à-dire, que si par suite de la résolution générale la déviation tend à disparaître ou disparaît, on assiste à son affaiblissement, puis ensuite à sa disparition, même dans le champ visuel correspondant à l'hémisphère sain. De même dans les cas suivis de guérison, on voit la déviation diminuer et disparaître au fur et à mesure de la réapparition du réflexe palpébral dans le champ visuel où l'ictus l'avait supprimé. Ce réflexe serait en somme un moyen plus commode que le précédent, de suivre l'état de réflectivité dans les centres des deux hémisphères et de montrer que ce rapport de réflectivité, commandé exclusivement en l'espèce par l'élément sensoriel, mesure le degré de la déviation.

CHAPITRE II

LES DÉVIATIONS CONJUGUÉES ET L'EXCLUSIVISME
DE LA THÉORIE SENSORIELLE

I. — Syndrome de Prévost et cécité

L'auteur de la théorie sensorielle s'est efforcé de dégager des phénomènes qui suivent l'ictus et des manifestations hémiplégiques, un ensemble symptomatique spécial, rotation de la tête et des yeux, ayant les allures d'un phénomène actif, et ne ressemblant que de loin à la position qui résulterait d'une simple paralysie unilatérale, atteignant indistinctement tous les muscles d'une moitié du corps.

La déviation conjuguée de la tête et des yeux tranche, dit-il, avec les autres symptômes post-apoplectiques, et n'a « aucun rapport pathogénique, ni avec les attitudes paralytiques dues aux lésions des noyaux moteurs bulboprotubérantiels, ni avec les contractures tardives post-hémiplégiques, ni avec les crises toniques ou cloniques qui résultent des excitations expérimentales ou des lésions épileptogènes de la zone motrice de l'écorce cérébrale ».

Ce syndrome constitue donc pour M. Bard quelque chose de tout à fait à part, sous la dépendance exclusive d'une suppression sensorielle unilatérale totale avec prédominance de l'hémisphère sain.

Si cette pathogénie est réelle, on doit s'attendre, en présence de toute déviation oculaire et céphalique, à retrouver derrière la manifestation pathologique une disparition passagère ou permanente des perceptions sensorielles ayant rompu cet équilibre spécial qui, à l'état normal, maintient nos organes dans leurs attitudes de repos.

Toutes les influences sensorielles s'additionneraient pour la production du syndrome de Prévost ; cependant, tandis que chez les animaux les sens autres que celui de la vision prennent une part importante au maintien des attitudes, chez l'homme le sens de la vue jouant le rôle le plus considérable, son action, dans l'analyse des forces déterminantes de la déviation conjuguée, doit apparaître comme une dominante.

Nous avons vu du reste dans l'exposé de la théorie sensorielle, que son auteur admet une forme hémianopsique de déviation conjuguée à peu près identique à celle qu'il décrit sous le nom de forme commune du phénomène de Prévost ou suppression sensorielle unilatérale totale.

Sur cette forme hémianopsique seule reposent toutes les déductions concernant les influences sensorielles en général, ce qui revient à dire que la conception sensorielle du phénomène de Prévost a pour unique base la mise en lumière de l'influence des perceptions visuelles, et que tout le reste est une hypothèse par généralisation.

On est donc en droit de raisonner sur les influences sensorielles en général comme on raisonne sur celle du sens visuel en particulier, et de rejeter la conception pathogénique nouvelle dans son ensemble, si l'on démontre que la forme spéciale d'où elle découle était inexacte.

M. Bard ne veut pas seulement ajouter aux causes antérieurement connues de la déviation post-apoplectique une cause nouvelle de déviation, il substitue sa conception à toute autre, en essayant de démontrer qu'il existe un degré plus ou moins marqué d'hémianopsie, dans tous les cas où se rencontrent les attitudes de la tête et des yeux.

Il était cependant naturel de poursuivre la vérification de cette conception ingénieuse, surtout de son exclusivisme, en recherchant s'il existait des faits contradictoires où l'hémianopsie ne pouvait prendre rang parmi les influences agissantes ; la réalisation de cette contre-épreuve est toute dans la constatation de l'absence complète de déviation conjuguée chez les sujets atteints de cécité et frappés d'apoplexie.

En parcourant les observations nombreuses de la thèse de Prévost, on ne tarde pas à se convaincre qu'il existe des exceptions à la règle posée par M. Bard, car on retrouve chez des aveugles, *identique* à l'attitude décrite sous le nom de forme commune, la déviation post-apoplectique associée à l'hémiplégie organique.

Les observations I, II, III, du premier groupe, montrent qu'il est possible, en dehors d'une suppression fonctionnelle dans les hémirétines de même nom, de rencontrer la déviation de la tête et des yeux semblable aux attitudes associées à cette suppression fonctionnelle unilatérale.

Dès lors, les faits nous autorisent à conclure que la disparition dans un seul champ visuel des impressions rétiniennes, n'est pas le facteur unique et nécessaire du syndrome de Prévost.

Il ne suffit pas cependant, pour détruire l'exclusivisme de M. Bard, de s'attaquer au rôle de la rétine ou plus exactement des fonctions centripètes, seule critique permise par les observations déjà citées. Si, pour cet auteur, l'attitude liée à une hémianopsie latérale homonyme est le fait d'une suppression unilatérale passagère ou définitive de l'activité réflexe (pour lui, la suppression de l'activité réflexe et hémianopsie sont choses synonymes), nous savons aussi qu'il reconnaît aux souvenirs visuels une valeur suffisante pour donner naissance à la déviation conjuguée.

« Les excitations extérieures productrices de réflexes ne sont pas indispensables, dit-il ; le fait que par la suspension d'activité d'un hémisphère l'évocation spontanée des images n'a plus lieu que d'un seul côté, est capable de produire la déviation latérale, et c'est là, sans doute, le motif pour lequel celle-ci peut parfois persister, peut-être même apparaître pendant le sommeil ».

Probablement, ce n'est là qu'une subtilité destinée à donner la clef de certains cas où l'occlusion des paupières n'amenait aucun changement dans l'attitude des globes, constatation peu favorable à l'intervention exclusive de l'influence hémianopsique, et personnellement, nous ne trouvions pas suffisamment justifiée cette hypothèse un peu hasardeuse, mais les présomptions, si logiques soient-elles, ne sauraient tenir lieu de faits démonstratifs.

La publication d'un cas de déviation conjuguée de la tête et des yeux survenue à la suite d'un ictus apoplectique chez un aveugle de naissance est d'un grand intérêt (obs. IV du groupe I).

MM. Dejerine et Roussy, auxquels on doit cette observation (1), ont montré, à juste titre, que non seulement l'hémianopsie ne pouvait intervenir dans la production de la déviation, mais encore que l'évocation des souvenirs visuels ne pouvait entrer en jeu, la malade n'ayant pu durant son existence

---

(1) Dejerine et Roussy. — Revue neurologique, 1903, p. 101. — Communications faites à la Société de neurologie de Paris (séance du 12 janvier 1903).

3

recueillir et classer dans sa mémoire des perceptions sensorielles.

L'opinion de ces auteurs, qui admettent la possibilité du
phénomène de Prévost indépendamment de l'hémianopsie, ce
dont leur cas est un exemple indiscutable, ne peut laisser le
moindre doute sur l'existence d'une cause non sensorielle ;
mais est-il aussi bien permis de réunir dans ce même groupe
les cas de déviation sans hémianopsie manifeste, où le degré
de réflectivité des centres n'a pas été recherché aux moyens
des signes décrits par M. Bard : pour cet auteur, perte de
réflectivité et suspension des fonctions sensorielles ne sont-
elles pas des termes synonymes, la perte de réflectivité
permettant de rendre évidente une hémianopsie atténuée et latente ? Or, ce point est gros de conséquences, puisque du même coup nous ne pouvons, contre la théorie sensorielle en tant que théorie exclusive, et à titre de preuve d'une
pathogénie différente, dresser ici la liste nombreuse des déviations sans hémianopsie diagnostiquée ; non pas que nous ne
reconnaissions personnellement à ces faits une valeur démonstrative considérable, comme nous le montrerons plus loin,
mais nous voulons seulement, dans ce paragraphe, faire ressortir par des exemples indiscutables la possibilité du syndrome, indépendamment de l'action sensorielle.

Ces exemples sont suffisamment éloquents pour que leur
seul exposé nous dispense d'insister sur leur valeur ; ils justi-
fient la conclusion suivante, qui a été déjà formulée par MM.
Déjerine et Roussy : l'hémianopsie n'est ni indispensable, ni
nécessaire pour comprendre la pathogénie des attitudes qui
ont servi de base à la description de M. Prévost ; ces attitudes
peuvent apparaître dans les états apoplectiques sous l'influence
d'une action indépendante d'un trouble sensoriel.

Nous n'hésitons pas à reconnaître que les observations ne

sont pas nombreuses qui viennent à l'appui de cette première proposition, mais un fait bien observé et probant, quand viennent se grouper autour de lui des faits d'ordre secondaire favorables aux mêmes conclusions, acquiert par cela seul une valeur manifeste ; il n'est pas antiscientifique d'en déduire des notions générales et on est autorisé tout au moins à repousser sans restrictions les conceptions hypothétiques qu'il contredit.

Peu importe que le phénomène de Prévost ordinaire, ou forme commune de M. Bard, soit lié à une inhibition unilatérale totale du cerveau, ou soit le résultat d'une atteinte directe à des groupements de fibres nerveuses ou à leurs centres (1), nous savons dès à présent que les troubles sensoriels ne sont pas nécessaires à sa production.

II. — La théorie sensorielle et les déviations changeant de sens.

Parmi les observations anciennes qui forment une des bases de la théorie paralytique, on peut, par une sélection facile, en réunir un certain nombre dont la pathogénie échappe à l'action sensorielle et détruit son exclusivisme.

Nous en avons à titre d'exemple choisi trois particulièrement démonstratives : la première (obs. VI), empruntée à Picot (2) nous fait assister à la transformation lente et progressive de

---

(1) Nous discuterons plus loin s'il y a lieu de rattacher la déviation oculo-céphalique, isolée par M. Bard sous le nom de forme commune, à l'inhibition de tout un hémisphère indépendante du siège de la lésion, ou au contraire de rapporter à la notion de siège la symptomatologie presque uniforme du phénomène de Prévost ordinaire.

(2) Picot. — *Loc. cit.*

l'attitude sous l'influence des deux causes d'ordre inverse, mais
que la physiopathologie doit rapprocher, l'irritation puis la
paralysie des mêmes neurones.

Dans la deuxième, recueillie par M. Mossé (obs. V), la succession des symptômes relève d'une pathogénie identique, sauf
que la transformation s'opère d'une façon plus brusque, mais
il s'agit toujours d'un même appareil péchant successivement
par excès et par déficit.

Ces états si facilement explicables par l'atteinte à un groupe
nerveux chargé d'une fonction déterminée ne sont pas restés
en dehors de toute critique.

Si dans les deux observations précédentes, il n'est pas question de suspension sensorielle unilatérale et si l'on paraissait
pouvoir sans conteste faire appel au trouble des neurones moteurs, il n'en est pas de même en effet dans l'observation VII,
où l'on trouve mentionnée une hémianopsie latérale. Dans les
premiers moments qui suivirent l'ictus, s'affirma une déviation
conjuguée de la tête et des yeux à droite, avec secousses épileptiformes généralisées aux membres hémiplégiques ; bientôt
une attitude inverse succéda à la précédente, et on put mettre
en évidence la perte de la vision dans le champ visuel droit.

M. Dufour, auquel on doit cette observation, écrivait à son
sujet : « Le fait d'une déviation initiale en sens inverse de ce
qu'elle a été par la suite, peut être invoqué également en faveur de la théorie sensorielle, car, dans le stade de début et
pendant la période d'excitation qui a duré quelques heures, il
est fort possible que les voies optiques intracérébrales aient été
le siège d'une hyperactivité avec retentissement réflexe sur les
muscles qui commandent la déviation. Mais ici, il ne peut s'a-
gir que d'une hypothèse, car on ne saura jamais si un malade
dans le coma a ou n'a pas de sensations visuelles. Il est d'autre
part loisible d'expliquer la déviation conjuguée du côté des

membres convulsés par les phénomènes d'excitation à distance qui mettent directement en jeu les voies motrices et n'agissent pas d'une façon réflexe par l'intermédiaire des centres senso-riels ».

En réponse à la première hypothèse de Dufour, il est permis d'opposer une observation curieuse de Picot (1). Il s'agit d'un malade porteur d'une tumeur cérébrale donnant naissance à des crises convulsives du type Bravais-Jackson, avec absence de toute sensation particulière pouvant faire songer à une aura. A côté de convulsions étendues à la face et au bras, il existait une rotation de la tête et des yeux, et, pendant toute la durée de l'attaque, le malade, conservant toute son intelligence, pouvait répondre aux diverses questions qui lui étaient posées. Malgré une attitude identique à celle qui se retrouve durant la période convulsive des déviations changeant de sens, attitude traduisant sans doute un trouble analogue, rien ne rappelle quelque signe permettant de rechercher la cause dans une hyperactivité sensorielle.

Nous pouvons également citer une observation recueillie dans le service de M. le professeur Rauzier. Un malade présenta, sans perte de connaissance, une déviation conjuguée de la tête et des yeux très accentuée. L'attitude de la tête pouvait être facilement corrigée, tandis que les yeux, malgré les efforts volontaires du sujet, ne parvenaient pas à quitter les angles palpébraux correspondants. Il n'y avait pas d'hémianopsie, et les réflexes palpébraux étaient conservés dans les deux champs visuels ; tous ces symptômes disparurent rapidement.

Il est, croyons-nous, indiscutable d'écarter de la pathogénie de ce cas toute idée d'intervention sensoriele, l'hyperactivité unilatérale des centres sensoriels ne pouvant servir du même

(1) Picot. — *Loc. cit.*

coup à l'explication de l'attitude forcée des yeux et de l'attitude corrigible de la tête.

L'hypothèse d'une *hémihyperopsie* a d'ailleurs contre elle plusieurs observations que nous retrouverons tout à l'heure, mais dont une particulièrement concluante mérite une place ici (observation XV). Le malade qui en est l'objet ne pouvait volontairement s'opposer à la rotation de sa tête, fixée par une contracture douloureuse des muscles rotateurs, pendant que ses yeux déviés en sens opposé, pouvaient, sans toutefois le dépasser, atteindre le milieu des ouvertures palpébrales, témoignant ainsi d'un état purement paralytique.

L'hémianopsie gauche ne pouvait rendre compte à elle seule de la déviation céphalique à gauche avec contracture, et de la rotation des yeux à droite sans contracture ; un même centre ne peut à la fois traduire une diminution et un accroissement dans le fonctionnement sensoriel.

La deuxième hypothèse de M. Dufour, d'une excitation à distance, sans intervention des centres sensoriels, avec production de l'attitude décrite, suppose l'existence d'un appareil centrifuge physiologiquement distinct ; c'est donc admettre la possibilité du syndrome indépendamment d'une influence sensorielle et c'est là un des points que nous poursuivons dans ce chapitre.

Cette observation, classée à tort par MM. Roussy et Gauckler (1) dans le groupe des déviations en sens opposé, ne réclame en rien l'explication particulière qu'en a donnée M. Dufour. Il n'est pas nécessaire de chercher dans une hémihyperopsie la raison pathogénique d'un syndrome qui trouve dans l'atteinte au

---

(1) Roussy et Gauckler. — Société de Neurologie, 9 juillet 1901 ; Revue Neurologique, 30 juillet 1901.

fonctionnement d'un appareil nerveux centrifuge une solution à la fois simple et logique, applicable à tous les faits.

III. — LA THÉORIE SENSORIELLE ET LES DÉVIATIONS ISOLÉES DE LA TÊTE OU DES YEUX.

Placée sous la dépendance exclusive d'un élément sensoriel, la rotation de la tête et des yeux associée aux phénomènes apoplectiques, devrait se présenter comme un fait constant dans sa forme, et mettant en action des muscles spéciaux physiologiquement inséparables, dès l'entrée en jeu d'une activité sensorielle non contrebalancée. En d'autres termes, si toutes les attitudes postapoplectiques étaient la traduction symptomatique d'une prédominance des centres sensoriels d'un hémisphère, comment concevrait-on les attitudes affectant un seul appareil ?

On rencontre cependant des déviations conjuguées oculaires, avec position indifférente de la tête (obs. XI, XIII et XIV) ou, au contraire une déviation de la tête, les yeux ayant conservé leur position d'équilibre (obs. VIII, IX, X).

IV. — LA THÉORIE SENSORIELLE ET LES DÉVIATIONS EN SENS OPPOSÉ.

En dehors des attitudes isolées de la tête ou des yeux, en dehors de l'association habituelle de leurs attitudes dans la direction des membres paralysés ou en sens inverse, il y a place enfin pour un syndrome nouvellement décrit, formé par la rotation de la tête d'un côté et des yeux de l'autre, syndrome que M. Grasset a désigné sous le nom de convulsivo-paralytique.

Déjà en 1892, M. Picot (1), citant une observation de la thèse de Prévost, disait : « On a pu voir la rotation céphalique se faire d'un côté tandis que la déviation oculaire se faisait du côté opposé ».

Depuis cette époque, de nouvelles observations ont été signalées, et, à l'heure actuelle, nous pouvons en compter quatre très démonstratives.

La première, de beaucoup la plus ancienne, est due à Duplay et remonte à 1833. Prévost, qui la mentionne dans l'historique de sa thèse, trouve le fait étrange, contraire à ses propres observations, juge le fait d'après ses conclusions, au lieu de tenter une explication, cette explication eût-elle dû infirmer ses théories pathogéniques. « Ce cas, dit-il (2), serait en contradiction, comme on le verra plus loin, avec la règle que j'ai observée et qui est basée sur des faits nombreux ; je suis tenté de croire que, dans cette observation, on a fait erreur dans la détermination du sens de la déviation des globes oculaires ».

Aujourd'hui, où ces faits, sans être communs, nous paraissent assez nombreux pour entrer en ligne de compte, loin de faire les réserves qui pouvaient paraître naturelles en 1868, nous devons classer ce cas dans le groupe des déviations en sens opposé de la tête et des yeux.

C'est également dans la thèse de Prévost, que se trouve, comme nous l'avons dit plus haut, l'observation citée par Picot.

Dans le numéro du 18 mai 1904, la *Semaine médicale* publiait sous le titre de « déviations en sens opposé de la tête et des yeux ; paralysie d'un oculogyre et contracture du cépha-

---

(1) Picot. — *Loc. cit.*
(2) Prévost. — Thèse de Paris, 1868, p. 10.

logyre homonyme », un article où M. le professeur Grasset, au sujet d'un cas analogue au précédent, insiste sur la nécessité de séparer désormais deux centres qu'il avait jusqu'alors considérés comme formant un centre unique, et fait ressortir l'intérêt de la présence d'une hémianopsie à côté d'une déviation oculaire d'ordre paralytique « alors que l'on comprend mieux la déviation sensorielle comme un phénomène actif et d'ordre irritatif » (obs. XV).

MM. Roussy et Gauckler (1) ont également communiqué sous le nom de déviation conjuguée des yeux avec rotation de la tête en sens opposé, un cas analogue (obs. XVI). Il fut impossible de déceler l'hémianopsie par suite d'un état comateux profond. Ces auteurs déclarent « que ces faits encore peu connus de déviation en sens opposé de la tête et des yeux, mériteraient d'être pris en considération dans les hypothèses élaborées pour expliquer la physiologie pathologique du syndrome de Vulpian et Prévost ; on ne saurait en effet, disent-ils, leur appliquer la théorie sensorielle, récemment émise par le professeur Bard (de Genève), qui, si elle est vraie dans un certain nombre de cas, ne peut expliquer la déviation des yeux et de la tête en sens opposé ».

Il est certain que le nombre de ces observations s'accroîtra maintenant que des travaux récents ont attiré l'attention sur cette question, mais déjà, elles ne sont pas tellement exceptionnelles qu'on ne soit en droit d'en tirer des conclusions importantes.

A vrai dire, on ne serait pas autorisé à rejeter la théorie sensorielle en elle-même en s'appuyant uniquement sur ces faits, mais ils constituent une preuve de haute valeur contre l'exclu-

---

(1) Roussy et Gauckler. — Société de Neurologie, 9 juillet 1904 ; Revue Neurologique, 30 juillet 1904.

sivisme de M. Bard, concernant les attitudes post-apoplectiques. Si ces attitudes étaient sous la dépendance d'une cause
unique et invariable, elles devraient se présenter sous une forme constante toujours semblable à celle qui a servi de base
fondamentale à la description de Prévost. Enfin ces faits nous
ramènent aux constatations du premier paragraphe, en démon-
trant la possibilité de la rotation, soit de la tête soit des yeux,
ayant tous les caractères d'un phénomène actif, sans qu'il soit
nécessaire pour l'expliquer de faire jouer un rôle à des appareils sensoriels directement touchés ou inhibés par une lésion
à distance, comme le veut M. Bard.

CHAPITRE III

LA PERTE UNILATÉRALE DES PERCEPTIONS SENSO-RIELLES PEUT-ELLE CRÉER UNE ATTITUDE ?

I. — LES HÉMIANOPSIES SANS DÉVIATION.

Parmi les déviations qui suivent l'ictus, nous en connaissons déjà un certain nombre qui nous permettent d'affirmer que la théorie sensorielle n'est pas toujours applicable aux phénomènes apoplectiques ; nous avons, à l'appui de cette idée, rapporté plusieurs observations démonstratives, sans chercher s'il existait des raisons suffisantes de rejeter ou non en soi la théorie du professeur de Genève. N'est-il donc pas naturel de vérifier maintenant si cette conception pathogénique récente n'est pas en opposition formelle avec la clinique, si, malgré ses apparences séduisantes, elle n'est simplement qu'une ingénieuse vue de l'esprit ?

Le rôle de l'hémianopsie, au dire de M. Bard, est le seul mis en évidence jusqu'à ce jour parce que son étude est plus facile à dégager du trouble sensoriel généralisé ; dans la hiérarchie des influences accordées aux divers sens, la vue mérite la première place ; c'est autour d'elle que gravitent les déductions sur l'origine sensorielle des déviations conjuguées ; aussi, comme nous l'avons déjà observé on peut et on doit raisonner sur la théorie sensorielle dans son ensemble comme on raisonne sur la théorie hémianopsique en particulier.

« L'hémianopsie homonyme organique par lésion du centre ou des fibres de projection de la sphère visuelle, crée une déviation conjuguée qui diffère de la forme commune, surtout par sa marche et son évolution, spécialement par son apparition, sans qu'il y ait eu d'ictus, par son indépendance du coma et par sa longue durée ».

« Il y a lieu de prévoir l'existence de formes plus ou moins bien caractérisées, spéciales au déficit persistant d'un sens isolé ; la forme consécutive à l'hémianopsie homonyme en est encore le seul exemple bien net » (Bard).

Admettre qu'un déficit sensoriel persistant est une cause suffisante de déviation conjuguée persistante, c'est bien reconnaître implicitement que, dans toutes les circonstances, pendant le coma comme après sa disparition, une suppression sensorielle unilatérale doit amener une attitude correspondante. A ce titre, l'hémianopsie, quelle qu'en soit la cause, devrait se manifester par une déviation de la tête et des yeux, et créer une rotation latérale fixe au repos, ce qui n'est pas. Il suffit, en effet, de quelques recherches rapides, pour recueillir de nombreux cas d'hémianopsie où la déviation n'a jamais existé (1).

Dufour, qui prévoit l'objection, ne lui accorde pas d'importance. « Elle n'a de valeur, dit-il (2), que si on n'approfondit pas les circonstances dans lesquelles se produit le phénomène de Prévost, »... « Ce syndrome n'a été observé jusqu'ici qu'au

_____

(1) Consulter à ce sujet la thèse de Viallet, Paris, 1903.
(2) Dufour. — Revue neurologique, 1901, p. 335.

cours de l'apoplexie, c'est-à-dire dans le coma ou dans le demi-coma qui lui fait suite. Je ne me souviens pas l'avoir rencontré, avec ou sans hémianopsie chez un individu parfaitement lucide. Ce fait a été constaté par tous les auteurs ».

Même avec l'existence de l'hémianopsie il faut donc que toute la vie sensorielle d'un hémisphère soit affaiblie, inhibée, comme elle l'est dans le coma, pour que le phénomène se produise ; l'hémiréflectivité étant annihilée d'une part, la volonté amoindrie d'autre part, le malade ne trouve plus l'énergie nécessaire pour triompher de la réflectivité intacte de l'autre hémisphère. »

Ces conclusions qui, on le voit, diffèrent sur un point particulier de celles de M. Bard, ne sont pas davantage justifiées.

M. le professeur Grasset nous a communiqué le cas d'une malade de sa clientèle qui fut atteinte d'hémiplégie avec hémianopsie persistante, sans que jamais on ait observé une déviation de la tête et des yeux. De même, dans un travail récent publié par le *Journal de neurologie*, le docteur Debray (1) signalait un fait identique qui infirme cette hypothèse.

« Je ne puis sans restriction, dit-il, adopter cette opinion, car j'ai observé le cas suivant : je soignais depuis six ans une malade alexique et jargonaphasique dont la main et le bras droits avaient été le siège de paralysie, mais qui peu à peu avaient récupéré une bonne partie de leurs mouvements. En décembre 1902, un nouvel ictus amena une perte de connaissance qui dura près de trois jours. Le côté droit s'était de nouveau paralysé. Pendant tout le temps de l'inconscience de la patiente, aucun mouvement convulsif ne fut noté dans la face ni dans les yeux ; la joue droite devint flasque et la commissure labiale moins accusée et abaissée.

---

(1) Debray. — Journal de Neurologie du 5 mars 1905.

» Dès que la malade reprit la notion de ce qui l'entourait elle se plaignit de plus rien distinguer à droite, et je pus reconnaître l'existence d'une hémianopsie homonyme latérale droite. Jamais à aucun mouvement je ne constatai la déviation conjuguée ou séparée des yeux et de la face.

» Ce cas infirme donc la règle générale que M. Dufour énonce : que, lorsqu'au cours d'un ictus, une déviation conjuguée des yeux et de la tête se produit, et qu'en même temps une hémianopsie est constatée, cette dernière est la cause de la rotation de la tête et de la déviation des axes oculaires. Il démontre que même dans la perte de conscience et un état comateux, une hémianopsie peut exister sans qu'il s'ensuive inévitablement une modification dans la position des yeux et de la tête. »

Si, même pendant le coma et sans que le trouble atteigne les deux hémisphères, nous voyons l'hémianopsie non seulement incapable de déterminer la déviation, mais encore d'esquisser cette attitude, quelle nouvelle preuve faudra-t-il pour rejeter entièrement la possibilité de son influence ?

Nous croyons pouvoir rapprocher de ce fait l'observation personnelle suivante :

Anne..., entre dans le service de M. le professeur Carrieu, salle Bichat, n° 20, le 9 février 1905. Il y a huit jours, elle a été prise d'une attaque apoplectique.

A son entrée à l'hôpital, elle présente une hémiplégie gauche complète avec hémianesthésie, hémianopsie latérale homonyme (la malade ne voit pas dans le champ visuel gauche) et un certain degré de déviation conjuguée de la tête et des yeux à droite.

Ses yeux sont à moitié recouverts par les paupières, mais

on parvient assez facilement à captiver son attention, à la tirer de sa somnolence pour un temps assez court.

Je l'ai longuement observée en me tenant dans son champ visuel obscur. Elle ignore ma présence, et, si par moments je soulève brusquement sa paupière, c'est à peine si elle manifeste de l'étonnement pendant quelques secondes, puis ne voyant rien, ses yeux se referment à demi. Les pupilles sont entièrement recouvertes ; cependant par la fente palpébrale on distingue un segment d'iris très réduit, permettant de juger de la position des globes oculaires.

Au repos, on constate que la tête est déviée à droite, et cette attitude n'est aucunement influencée par l'occlusion des paupières, pendant toute la durée de l'examen. Les iris sont très voisins du plan médian quand les yeux sont ouverts. A mesure qu'ils se ferment et tant qu'ils restent mi-clos, les iris ne changent pas de place, bien que les orifices pupillaires recouverts ne permettent plus aux rayons lumineux d'atteindre la rétine. Le soulèvement des paupières n'amène aucune accentuation de cette déviation légère et constante. Je commande à la malade d'ouvrir ses yeux et je dirige la pointe de l'index vers les cils, rapidement, mais sans les toucher, en me tenant dans le champ visuel sain ; les paupières se ferment d'un mouvement réflexe. Je renouvelle l'expérience, et à la troisième fois, la malade ferme son œil volontairement avec un certain agacement. Le même fait s'est produit un quart d'heure après.

Pendant que je pose une question à la malade, afin de m'assurer qu'elle comprend bien ce qu'on lui dit, la porte de la salle s'ouvre (la malade occupe l'avant-dernier lit de la rangée, au voisinage de la porte, qui est à droite) ; immédiatement son regard est attiré dans cette direction, et dans ce mouvement les deux yeux atteignent les angles palpébraux correspondants. Pour renouveler cette expérience je profite d'un moment où la malade ouvre les yeux (elle ne me croit plus à ses côtés) et j'avance un objet dans la partie extrême de son champ visuel droit, d'arrière en avant, tout en me tenant du côté hémianopsique ; aussitôt, ses yeux se dirigent vers l'objet, puis reprennent leur place habituelle au repos. Toujours en restant de ce même côté, j'avance le doigt dans l'extrémité du champ visuel droit, après avoir dit à la malade de le saisir dès qu'elle l'aurait aperçu. La malade obéit et le saisit du premier coup après l'avoir fixé spontanément du regard, mouvement dans lequel les iris atteignent les angles palpébraux correspondants.

Les mouvements volontaires sont faciles à droite, soit pour la tête, soit pour les yeux.

A gauche ils sont possibles, mais lents et pénibles et on n'arrive pas tout à fait au maximum du déplacement normal.

Le lendemain, 10 février, examen identique ; même résultat. Mort le 11 au matin, 5 heures.

Pas d'autopsie.

L'étude de ce cas ajoute une preuve moins importante, mais non pas négligeable, de la non-intervention des influences rétiniennes sur les attitudes de repos.

Avec une hémianopsie complète nous assistons à un déplacement oculaire insignifiant sans qu'on puisse en trouver une raison dans une inhibition légère ayant gagné l'hémisphère opposé à la lésion ; on sait, en effet, qu'aux approches de la mort les iris opèrent un retour vers le plan sagittal, retour attribué par M. Bard à l'extension de la perte du pouvoir réflexe aux centres du côté sain ; or, chez cette malade, l'intégrité des centres opposés est démontrée par la production des réflexes de direction du regard quand tombent sur les hémirétines saines des impressions visuelles susceptibles de réveiller les centres moteurs, comme le passage d'une personne ou l'approche d'un objet dans l'extrémité latérale du champ visuel sain.

Cette attitude pathologique, peu conciliable avec une hémianopsie complète et avec l'intégrité des centres sensoriels opposés, cadre parfaitement avec la conservation partielle des mouvements volontaires dans le sens opposé à la déviation, traduisant une simple diminution de la puissance motrice qui commande les déplacements latéraux des deux yeux.

L'absence chez cette malade du rapport étroit que la théorie sensorielle voudrait démontrer entre la déviation et l'hémianopsie, est un nouvel indice de l'indépendance absolue de ces divers symptômes à l'égard l'un de l'autre.

Soit qu'il s'agisse d'état comateux, sub-comateux ou conscient, soit qu'il existe une hémianopsie complète sans déviation ou avec une déviation insignifiante, c'est toujours la non-existence de cette relation dont la théorie sensorielle exigerait la constance ; aussi l'élément visuel ne peut-il être admis à titre d'agent producteur des attitudes oculaires et céphaliques, décrites sous le nom de syndromes de Prévost.

Cette action sur les attitudes, que nous ne pouvons admettre pour le sens de la vue, pourquoi l'accorderions-nous aux autres fonctions dont le rôle est, paraît-il, secondaire ? La difficulté de rechercher les autres modes de déviation de cause sensorielle n'est-elle pas, en effet, une preuve que l'action des autres sens, si elle était admissible, interviendrait d'une façon encore moins efficace que l'hémianopsie ?

Cependant, « l'observation de l'état physiologique nous apprend que toutes les perceptions sensorielles tendent à provoquer un réflexe cortical subconscient, polygonal, dirait M. Grasset, une orientation de l'appareil périphérique de réception dans la direction du sens considéré. » (Bard).

Nos conclusions ne nous obligent nullement à entrer en lutte ouverte avec la physiologie. Est-il contradictoire d'admettre cette influence sensorielle sur l'orientation réflexe de nos appareils de réception et de ne pas lui attribuer un rôle dans l'attitude pathologique que nous étudions ?

Un fait paraît indiscutable, c'est que les impressions rétiniennes qui tombent sur les deux hémirétines saines d'un hémianopsique, quelle que soit la cause de l'hémianopsie, sont incapables de provoquer une attitude fixe. C'est donc qu'une impression constante reste inactive dans la production des états d'équilibre de l'œil, et que ces états d'équilibre ne sont nullement soumis à des influences réflexes sensorielles. Est-il d'ailleurs bien nécessaire d'admettre que normalement nos sens reçoivent un excitant constant qui maintient l'orientation des appareils dans sa direction. De ce qu'une vive lumière apparaissant dans une partie du champ visuel est capable de provoquer un réflexe qui oriente la rétine de son côté, s'ensuit-il que des impressions constantes invariables aient une influence sur l'état statique ?

Ce qui est nécessaire pour réveiller l'activité réflexe d'un centre, n'est-ce pas un changement dans l'excitation ? De ce qu'une excitation suffit à déterminer un mouvement réflexe nous ne sommes pas en droit d'affirmer que la persistance de cette excitation maintiendra une attitude identique à celle figurée par le mouvement réflexe qu'elle a d'abord provoqué, à moins que la volonté n'intervienne pour l'en détacher. N'est-ce pas seulement à chaque variation du courant galvanique qu'apparaissent les secousses musculaires ?

Un hémianopsique sans atteinte de la motilité oculaire associée n'a nullement besoin de faire intervenir sa volonté pour maintenir ses yeux dans leur attitude normale de repos, qu'il y ait ou non une intensité lumineuse considérable, et, partant

un degré d'impression variable. Cependant s'il n'en était pas
ainsi, si la suppression unilatérale maintenait vraiment la déviation par suppression d'un apport constant d'impression
rétinienne, on devrait trouver une différence dans la déviation suivant le degré d'excitation apporté aux hémirétines
dont le fonctionnement est conservé, et l'on pourrait, en réglant ce degré d'excitation, parvenir à doser comme à plaisir
cette déviation, ce qui n'est pas.

Cela nous montre qu'il faut se garder d'assimiler une attitude à un acte réflexe et en particulier la déviation des yeux
à une orientation de la rétine sous l'action d'une impression
visuelle.

Aussi n'admettons-nous pas ces paroles de Debray : « Je
suis convaincu, ainsi que MM. Bard et Dufour, que lorsque
la fonction visuelle disparaît, la perte d'excitation qui en résulte amène une diminution de tonicité des muscles qui d'habitude sont intimement liés à l'exercice de cette fonction.
Mais, nous pouvons et, à mon sens, nous devons même admettre qu'il existe des cellules corticales différentes pour la
réception des ondes lumineuses et pour l'exécution des mouvements des yeux et de la tête adéquats à l'excitation reçue
par la zone calcarine. En un mot, le réflexe qui prend sa
source dans la rétine ne se sert pas seulement des cellules
qui bordent cette scissure pour amener l'œil et la tête dans la
direction nécessaire à l'exercice de la fonction visuelle. Les
cylindraxes émis par cette région sensorielle vont exciter des
cellules corticales proches, qui, elles, douées d'un pouvoir
moteur commanderont le mouvement susdit. Eh bien ! ne
peut-on concevoir, par exemple, que les communications entre ces deux groupements cellulaires soient interceptées ? Si,
dans ces cas, la zone visuelle ne perçoit plus aucune impression, les cellules motrices qui dans le lobe pariétal leur cor-

respondent n'en seront point influencées, et, partant, cette absence d'excitation ne produira aucun mouvement anormal dans les yeux ni dans la tête. »

Comment faire à la fois intervenir le pouvoir sensoriel dans le maintien de la tonicité musculaire, et rejeter ensuite son action, pour attribuer à des cellules purement motrices la charge de l'équilibre oculaire, ou position statique normale qui persiste chez certains hémianopsiques soit pendant le coma soit en dehors du coma ? Peu importe, en effet, le circuit que parcourt l'influx nerveux centripète, l'essentiel est de savoir si son intervention est réelle, dans le maintien des positions d'équilibre et pour notre part nous ne l'admettons pas.

Bien d'autres constatations s'opposent à la justification de la théorie sensorielle des déviations ; nous allons maintenant les passer en revue.

II. — Inconstance du parallélisme dans la marche rétrograde de l'hémianopsie et de la déviation.

Si la rotation latérale oculo-céphalique était réellement et en majeure partie imputable à l'hémianopsie, en admettant même que la déviation de la tête, susceptible, au dire de Bard, de subir des influences diverses, ne régresse pas parallèlement à l'hémianopsie, au moins n'est-ce plus admissible pour les globes oculaires.

Pourtant des observations ne manquent pas où la déviation des globes n'était nullement en rapport avec une atteinte sensorielle. A ce sujet, nous signalerons plus spécialement, nos deux malades des observations XXVI et XXVII ayant présenté une déviation persistante sans que nous ayons pu, à aucun moment, reconnaître la moindre trace de déficit sensoriel;

les malades des observations XXIV, XXVIII où la déviation s'atténue jusqu'à suppression à peu près complète ; les deux malades de Debray (1) chez lesquels la déviation disparaît entièrement, malgré la persistance, dans les quatre cas, d'une hémianopsie absolue.

« Si l'on devait admettre la théorie sensorielle de la déviation conjuguée, il serait difficile d'expliquer le retour à l'état normal de la position des yeux et de la tête » (Debray), sans atténuation même légère du déficit sensoriel.

En revanche, M. Dufour (2), partisan de la théorie sensorielle hémianopsique a signalé un cas (3) qui confirme, dit-il, « que les deux attitudes (de la tête et des yeux) sont commandées par une adaptation motrice de plusieurs groupes de muscles à une même fonction, la vision latérale. »

Cette conclusion ne nous paraît pas justifiée par la possibilité d'une coïncidence entre la régression de la déviation et celle de l'hémianopsie. Pour établir entre ces deux états une relation directe de cause à effet, il faudrait toujours les retrouver inséparablement unis, toute exception au parallélisme de leur marche constituant une forte preuve en faveur de leur indépendance. Il n'en est pas ainsi cependant, et les exceptions sont trop fréquentes pour ne pas contredire formellement des lois, d'ailleurs inconciliables avec d'autres faits d'ordre divers.

Chez son malade, M. Dufour prétend que l'occlusion des yeux facilitait considérablement la correction de l'attitude céphalique, ce qui mettrait en relief le rôle des perceptions visuelles, sur les muscles rotateurs de la tête. Les yeux ouverts,

_____

(1) Debray. — Journal de neurologie, 5 mars 1905.
(2) Dufour. — *Loc. cit.*
(3) Observation XXIII.

la correction de l'attitude de la tête serait, en somme, limitée par la difficulté de dissocier des mouvements qui ont tendance à s'accomplir sous l'influence d'une même cause, l'apport aux centres corticaux des impressions rétiniennes.

Ce cas montrerait également, comme l'ont admis MM. Déjerine et Roussy, que la déviation céphalique n'est pas toujours d'ordre paralytique, puisqu'elle est susceptible de correction.

Il semble bien subtil d'attribuer à des influences sensorielles un pouvoir si élevé que la volonté d'un sujet, suffisamment conscient pour obéir à des ordres précis, ne puisse en triompher. C'est d'ailleurs un raisonnement que nous retrouverons plus loin dans la discussion des déviations oculaires par atteinte à un appareil différencié, M. Bard accordant à l'automatisme un rôle suffisant pour nuire aux déplacements volontaires.

Quant à la possibilité de corriger une attitude, peut-elle servir de critérium de l'absence complète de paralysie. Est-ce que, seules, les paralysies absolues avec perte complète de tout mouvement volontaire, se traduisent symptomatiquement par des attitudes, ou bien, un simple déficit moteur suffit-il à leur donner naissance, l'attitude n'étant qu'une position de repos, c'est-à-dire de moindre effort ? Les muscles rotateurs de la tête n'ont besoin que d'une faible partie de leur puissance pour réaliser la rotation céphalique ; aussi cet examen superficiel ne peut-il permettre d'affirmer l'intégrité de ces mouvements. Nous sommes convaincus que, chez ce malade, la recherche de la force musculaire par les mouvements forcés, comme on la pratique pour déceler les parésies légères des membres, eût révélé une diminution de puissance ; c'est pourquoi nous trouvons peu légitime de conclure d'une telle observation à la possibilité de déviation de la tête, indépendamment d'une paralysie motrice.

Comme complément de l'étude en pathologie de l'influence sensorielle rétinienne sur les mouvements associés de la tête et des yeux, M. Dufour (1) attire l'attention sur une expérience facile à reproduire, et qui, d'après lui, met en lumière le degré d'individualité existant, à l'état normal, entre les muscles qui sont les facteurs des mouvements de la tête et des yeux dans le phénomène du regard latéral.

Si, tenant la tête immobile dans le sens antéro-postérieur, un sujet normal essaye de tourner ses yeux à droite ou à gauche, il y parvient avec bien plus de facilité les yeux étant fermés que les yeux ouverts.

Nous ferons remarquer que cette expérience ne saurait avoir de valeur que pratiquée successivement à la lumière et à l'obscurité, les yeux restant ouverts ; en effet, pendant l'abaissement des paupières, il se produit un mouvement associé d'élévation des globes oculaires, qui, loin de favoriser leur course latérale, ne peut qu'en accroître la difficulté. Aussi les résultats d'une telle expérience paraîtraient bien étonnants, en admettant même que des phénomènes subjectifs méritent quelque créance, quand leurs différences se jugent par des moyens si peu précis et laissant tant de prise à la suggestion.

Du reste, dans l'observation de Dufour, les yeux ne dépassaient pas la ligne médiane, malgré l'effort volontaire du malade, pour les amener en sens inverse de leur attitude pathologique, ce qui n'est pas compatible avec l'entrée en jeu unique d'une influence sensorielle.

A notre avis, le cas de M. Dufour ne paraît contredire en

---

(1) Dufour. — *loc. cit.*

rien l'idée d'une simple coïncidence dans l'apparition et la disparition simultanées de la déviation conjuguée oculo-céphalique et de l'hémianopsie, leur marche parallèle, possible dans quelques cas, ne permettant nullement de voir entre elles une relation de cause à effet.

III. — LES SIGNES DONNÉS PAR M. BARD NE PERMETTENT PAS DE DÉTERMINER L'ORIGINE RÉFLEXE SENSORIELLE DE LA DÉVIATION.

Bien qu'ayant écarté de la pathogénie des déviations la suppression unilatérale de réflectivité par trouble sensoriel dans un seul hémisphère, nous ne devons pas laisser sous silence les signes qui lui ont fait accorder un rôle et qui ont conduit M. Bard à la substituer à tout autre élément.

Nous ne parlerons pas du premier signe, c'est-à-dire du retour des iris dans le plan médian par occlusion des paupières et de la reconstitution de la déviation dès que les rayons lumineux ne sont plus arrêtés; l'auteur de la théorie sensorielle reconnaît lui-même son peu de constance, ce qui d'ailleurs paraît difficilement compatible avec l'exclusivisme de sa conception. Le deuxième, c'est-à-dire la perte du réflexe palpébral sensoriel dans le champ visuel opposé à la déviation et de même nom que l'hémiplégie présente au contraire plus d'intérêt, non par ses rapports avec l'attitude oculo-céphalique, mais parce qu'il représente un signe nouveau superposé à l'hémiplégie. Non seulement il doit être considéré comme un symptôme constant dans la forme commune du phénomène de Prévost, caractère qui constitue le pivot de la théorie sensorielle hémianopsique, mais encore il faut savoir que ce réflexe palpébral sensoriel disparaît unilatéralement chez des hémiplégiques dont la tête et les yeux n'ont à aucun moment présenté de déviation conjuguée, dont la vision est cliniquement identique dans les deux champs visuels ; chez deux hémiplégiques avec aphasie motrice, conservation de l'attitude normale de la tête et des yeux, nous avons pu constater l'absence absolue de réflexe palpébral dans le champ visuel opposé à l'hémisphère lésé, en dehors de tout déficit sensoriel cliniquement appréciable ; chez l'un de ces malades le réflexe n'avait pas encore reparu au moment où il quitta l'hôpital, ayant partiellement récupéré la motilité de son membre inférieur, et bien qu'à aucun moment la déviation oculo-céphalique n'eût fait partie du tableau de son hémiplégie.

Nous avons pu constater la disparition absolue de ce réflexe chez de nombreux hémiplégiques sans attitudes pathologiques de la tête ou des yeux, et sans troubles de la vue ; nous n'avons pu d'autre part, dans les cas de retour de ce réflexe, chez des malades ayant présenté de la déviation post-apoplectique, trouver un parallélisme entre son développement progressif et la guérison de l'attitude ; aussi refusons-nous à ce symptôme l'importance qu'on lui avait accordée pour établir l'origine sensorielle de la déviation conjuguée et pour faire du phénomène de Prévost le résultat d'une inhibition généralisée à un hémisphère et uniformément répartie entre tous les éléments nerveux du même côté.

CHAPITRE IV

LES TROUBLES MOTEURS CAUSES DES ATTITUDES

I. – TOUTES LES DÉVIATIONS RELÈVENT D'UN DÉFICIT MOTEUR

Nous avons envisagé un groupe d'observations (obs, I, II, III, IV), qui ont mis hors de doute la production des attitudes oculaires et céphaliques sans intervention d'un trouble senso- riel ; nous avons vu que, même dans les conditions idéales de prépondérance, la suppression unilatérale des perceptions rétiniennes reste inefficace à déterminer une attitude quelcon- que de la tête et des yeux, soit en dehors du coma, soit pen- dant le coma (observation citée de M. Grasset ; observation de M. Debray ; observation personnelle, dans le paragraphe II). L'absence de parallélisme dans la disparition de l'hémianop- sie et de la déviation, leur régression isolée, les déviations changeant de sens, les déviations portant uniquement sur la tête ou les yeux, les déviations en sens opposé de la tête et des yeux, sont autant de preuves qui viennent grossir le fais- ceau déjà si important des constatations en contradiction avec la conception pathogénique de Bard.

Aussi, l'attitude spéciale décrite sous le nom de *déviation conjuguée* de la tête et des yeux ne nécessite pas, croyons- nous, une explication pathogénique nouvelle ; loin de dépen- dre d'un trouble sensoriel, elle témoigne d'une perturbation apportée au fonctionnement des neurones centrifuges chargés des mouvements de rotation de la tête et des yeux, tout comme la paralysie motrice traduit cette perturbation pour les membres.

Le fait de pouvoir dans certains cas corriger volontairement l'attitude ne témoigne pas, comme l'a dit M. Dufour, et comme l'ont admis MM. Déjerine et Roussy, de l'intégrité de l'appareil moteur ; l'attitude n'est qu'une position de moindre effort et n'implique pas une suppression unilatérale complète de la motilité ; une simple diminution de puissance suffit à lui donner naissance.

M. Bard a objecté, il est vrai, que les lésions corticales ne pouvaient s'accompagner de perte du tonus, élément nécessaire pour faire accepter la théorie paralytique ; c'est là une objection que nous reprendrons au chapitre consacré à la démonstration de l'état paralytique dans les déviations oculaires associées.

II. — LA FORME COMMUNE RELÈVE-T-ELLE D'UNE INHIBITION A DISTANCE OU D'UNE LÉSION DIRECTE DES NEURONES ?

La déviation conjuguée de la tête et des yeux peut dépendre de lésions circonscrites, ne s'accompagner d'aucun autre symptôme paralytique, ou tout au moins n'être pas associée à un état paralytique généralisé à une moitié du corps ; nous savons, d'autre part, que la déviation se retrouve surtout dans les formes brutales et sévères de l'hémiplégie organique.

Sans doute, nous admettons qu'il s'agit dans les deux cas d'un trouble moteur ayant atteint les neurones chargés de la rotation de la tête et des yeux, mais y a-t-il lieu de distinguer une forme de déviation par lésion directe et « une forme commune » ou phénomène d'inhibition à distance. Peut-on, en appliquant aux phénomènes moteurs ce que Bard appliquait aux phénomènes sensoriels, différencier et isoler « une forme commune post-apoplectique, *faisant partie des phénomènes d'inhibition à distance, peu influencée par le siège de la lésion* (1) *et surtout conditionnée par sa gravité, son étendue, sa brusquerie, par l'intensité de l'ictus et par le degré du coma ?* »

Nous croyons, au contraire, que la notion du siège, ainsi que la cause habituelle de l'apoplexie, éclaire et conditionne dans une large mesure les autres éléments et dispense de faire appel à un phénomène d'inhibition à distance. La gravité est proportionnelle à l'étendue du trouble, et l'étendue du trouble est elle-même mesurée par le nombre des éléments nerveux atteints. Cette condition n'est-elle pas remplie précisément dans la localisation, on peut dire constante, des lésions déterminantes de cette « forme commune » ? Déjà, dans l'une des conclusions de sa thèse, Prévost ne déclare-t-il pas que le phénomène devient plus fréquent dans les cas d'apoplexie, à mesure que la lésion se rapproche de la région capsulo-thalamique, c'est-à-dire du carrefour où se concentrent les fibres nerveuses reliant la périphérie et l'écorce ? Ne savons-nous pas également que les lésions de cette région sont la conséquence presque constante d'une hémorragie de l'artère lenticulo-striée, que les lésions à début brusque sont le fait des hémorragies (2), que c'est même l'apparition brutale des symptômes qui permet le diagnostic différenciel d'avec les thromboses.

Il est donc plus exact de conclure, si l'on tient à conserver

---

(1) C'est nous qui soulignons ce passage.
(2) Cela ne signifie nullement qu'il n'existe pas d'hémorragies à forme lente.

le terme de forme commune de la déviation conjuguée de la tête et des yeux, pour définir cet ensemble post-apoplectique fréquent ; *c'est une lésion à localisation spéciale qui détermine la « forme commune » du phénomène de Prévost ; c'est la nature même de cette lésion (hémorragie), qui explique la fréquence de ce phénomène dans les attaques brusques* ; cette brusquerie est en général en rapport avec l'abondance de l'épanchement sanguin, car les épanchements abondants correspondent le plus souvent à des ruptures vasculaires importantes et sont rapides ; enfin, cette abondance à son tour conditionne l'étendue et la gravité de la lésion.

On voit ainsi combien en tenant compte du siège et de la nature du trouble, tous les éléments précédents s'enchaînent et comment on peut expliquer la constance relative de la symptomatologie fondamentale de la « forme commune » sans remonter à une inhibition généralisée à un hémisphère, inhibition qui ne saurait expliquer les modalités si nombreuses des symptômes accessoires de cette forme commune, ou les phénomènes de Prévost anormaux si l'on peut dire, comme les déviations en sens opposé.

Cette localisation nous permet de comprendre la participation fréquente des fibres optiques à ce trouble profond et l'hémianopsie qui en découle, sans cependant, à l'exemple de M. Bard, classer au nombre des hémianopsiques tous les malades dont les réflexes sensoriels sont abolis ou diminués.

III. — UNE INHIBITION SENSORIELLE NE POURRAIT PAS EXISTER D'AILLEURS SANS UNE INHIBITION MOTRICE, CONTRAIREMENT A LA THÉORIE DE M. BARD.

Admettons pour un moment que cette « forme commune » est indépendante d'un siège déterminé, qu'elle est le fait d'une inhibition généralisée à tout un hémisphère et de la prédomi-

nance du pouvoir réflexe de l'hémisphère opposé. Tout l'appareil oculaire visuel et moteur, centripète et centrifuge, a simplement subi à distance le contre-coup d'une lésion éloignée,
siégeant en un point quelconque, et l'inhibition qui en résulte
pour tous les éléments nerveux, dépend exclusivement de la
brusquerie, de la gravité, en résumé de toutes les conditions
énumérées plus haut. Il s'agissait d'une lésion passagère, et
peu à peu la déviation s'atténue puis disparaît. À ce moment,
d'après Bard, on peut établir qu'il persiste encore un léger
degré de perte de réflectivité du côté opposé à la déviation
disparue, et que cette perte de réflectivité coïncidant avec
l'intégrité du pouvoir moteur volontaire ne peut être que d'origine sensorielle. « L'approche d'une bougie successivement
ou simultanément dans chaque moitié du champ visuel provoque sa fixation immédiate du côté sain et aucun mouvement
du côté atteint, bien que le malade prévenu signale sa présence avec la main dès qu'il l'aperçoit, et bien qu'il soit capable
de la fixer volontairement du regard quand on le lui commande. »

A priori, l'interprétation de Bard paraît peu compatible avec
l'idée d'une inhibition à distance, généralisée au même degré
à tous les éléments nerveux d'un même hémisphère. Sans
cultiver le paradoxe, on peut et on doit admettre, au contraire,
une idée inverse, c'est-à-dire le retour du pouvoir sensoriel
avant le retour du pouvoir moteur, et affirmer que la perte
de réflectivité persiste même après la disparition du déficit sensoriel, ce qui ne permet pas d'identifier la perte de réflectivité
et l'hémianopsie. Ne sait-on pas, en effet, qu'en présence
d'une même cause, le fonctionnement des appareils centripètes survit au fonctionnement des appareils centrifuges, et
que le retour vers la normale, dans le cas de lésions non défi-
nitives, suit un ordre inverse, c'est-à-dire que les fonctions

sensitives ou sensorielles remontent à leur taux normal avant les fonctions motrices ? Par suite, même si l'on voulait accorder un rôle dans la détermination des déviations oculo-céphaliques à l'inégalité réflexo créée par une inhibition centrale unilatérale, uniformément répartie entre tous les centres d'un même hémisphère, loin d'établir une équivalence entre le déficit réflexe et le déficit sensoriel, c'est par le déficit moteur qu'il faudrait définir le premier. Le fait signalé par M. Bard pour montrer la perte de réflectivité avec conservation du pouvoir moteur volontaire, est la meilleure preuve qu'on ne saurait admettre, dans la forme commune qu'il décrit et unifie, une inhibition portant également sur tous les appareils centraux. Il est inadmissible de rapporter le phénomène de Prévost à un trouble d'inhibition généralisé à tout un hémisphère, et d'admettre que l'intégrité des neurones-moteurs renaît avant la guérison complète des neurones sensoriels.

IV. — LA FORME COMMUNE VARIE DANS SES DÉTAILS ; ENTRE LES DIVERSES FORMES COMMUNES IL N'Y A PAS QU'UNE DIFFÉRENCE DE DEGRÉ.

1° En réalité, l'analyse clinique montre qu'il faut se garder d'établir une simple différence de degré dans la symptomatologie de la « forme commune ». Si le siège à peu près constant de la lésion nous permet de saisir une symptomatologie toujours identique dans ses éléments cardinaux et surtout régie par le volume de l'épanchement sanguin, il ne faut pas oublier cependant qu'on retrouve des variations fréquentes dans les manifestations pathologiques accessoires. C'est que l'hémorragie fournie par l'artère lenticulo-striée ne choisit pas son siège avec une rigueur mathématique et n'intéresse pas toujours au même degré les fibres nerveuses placées dans son voisinage. On

comprend ainsi que dans la « forme commune » par hémorragie de la région capsulo-thalamique, on retrouve tantôt une
déviation légère avec une hémianopsie définitive, tantôt une
déviation très accentuée sans hémianopsie..... en somme, la
diversité d'aspects que seule règle la bizarrerie de l'infiltration. Ces variations plus spéciales aux formes légères, tendent
à se fondre dans une symptomatologie plus complète et plus
régulière à mesure qu'on se rapproche des formes graves par
lésion étendue.

Dans la majorité des cas la lésion intéresse du même coup
et dans une même mesure les neurones chargés de la rotation de la tête et des yeux, et c'est là, sans doute, la cause pour
laquelle on a pendant longtemps rattaché la déviation oculo-
céphalique à un centre d'association de ces mouvements. Les
cas de déviations en sens opposé comme ceux de M. Grasset et de MM. Roussy et Gauckler prouvent cependant l'écartement des deux appareils dans la région capsulo-thalamique,
écartement qui se poursuit au niveau de la protubérance, mais
l'observation de Prévost (obs. XVII) n'est pas suffisamment
détaillée, au point de vue du siège exact des lésions anato-
miques pour fixer de façon précise leur passage respectif
dans cette dernière région.

En résumé, on peut donc dire qu'il n'existe pas une déviation conjuguée de la tête et des yeux, mais des déviations
oculaires et des déviations céphaliques, isolées ou associées
à des degrés variables au point de vue de leur intensité, et que
la forme habituelle constituée par une rotation dans un même
sens se conçoit aisément par le voisinage des appareils dont le
trouble lui donne naissance.

CHAPITRE V

NÉCESSITÉ DE SCINDER LE CENTRE CONSIDÉRÉ COMME UNIQUE ET POSSIBILITÉ D'ÉTUDIER SÉPARÉMENT LES DÉVIATIONS DE LA TÊTE ET LES DÉVIATIONS DES YEUX.

Parmi les observations que nous venons d'utiliser pour combattre la théorie sensorielle, certaines sont intéressantes non pas seulement parce qu'elles contribuent à rendre aux idées anciennes la plus grande part de leur valeur, mais encore parce qu'elles soulignent l'obligation de réformer partiellement les affirmations accréditées, relativement à l'existence d'un centre unique commandant les mouvements de rotation oculo-céphalique, unis dans le phénomène physiologique du regard latéral.

L'analyse des actes mettant en jeu les muscles rotateurs de la tête et les muscles rotateurs des yeux pouvait faire prévoir la dissociation des mouvements, malgré leur association habituelle à l'état normal ; la clinique profitant de la dissection des symptômes opérée par les atteintes localisées, a confirmé les hypothèses tirées de l'état physiologique.

De degré en degré nous passons progressivement des faits de déviation isolée de la tête ou des yeux aux observations plus probantes encore, où, les yeux étant déviés dans un sens, la tête présentait une attitude inverse, ces deux dernières posi[)]

5

tions témoignant de l'existence simultanée de phénomènes
irritatifs et paralytiques. C'est donc qu'il faut désormais séparer en deux centres distincts, ce centre que la physiopathologie avait jusqu'à ce jour individualisé : cette conclusion a
déjà été formulée par M. Grasset au sujet du cas si intéressant qu'il a publié (1) et que nous avons utilisé dans ce travail.
Quoique distincts ces deux groupements de neurones sont au
voisinage immédiat l'un de l'autre au niveau de l'écorce, ce
rapprochement est rendu compréhensible par la contribution
habituelle de ces deux appareils à une même fonction, le regard
latéral. Leur voisinage donne la raison de la simultanéité fréquente de leur atteinte l'impossibilité pour les physiologistes d'exciter séparément chaque groupement de neurones,
mais la clinique démontre la possibilité d'une symptomatologie partielle ou inverse.

Il n'est donc pas illogique d'étudier à part et individuelle-
ment la déviation oculaire, et de laisser de côté systématique-
ment la déviation céphalique. La seule étude des attitudes
oculaires permet d'ailleurs d'éclairer par généralisation, la
pathogénie des attitudes de la tête, ces deux manifestations
relevant vraisemblablement d'un même mécanisme physio-
pathologique. C'est pour ce motif, et en raison de l'étendue
du sujet, que nous consacrerons la suite de ce travail à l'analyse des déviations oculaires seules, afin de montrer qu'elles
sont réellement la traduction symptomatique du trouble d'un
appareil réglant les mouvements associés des deux yeux.

---

(1) Grasset. — Semaine médicale, 18 mai 1904.

CHAPITRE VI

DÉVIATIONS OCULAIRES ET PARALYSIE DES MOUVE-MENTS ASSOCIÉS DE LATÉRALITÉ

Tout d'abord, est-il vrai, comme le prétend l'auteur de la théorie sensorielle, que les mouvements volontaires de la tête et des yeux s'ils peuvent être affaiblis, ne sont jamais abolis, que les « iris peuvent tout au moins gagner le milieu des ouvertures palpébrales et par un effort du malade dépasser souvent ce niveau ?.» (Prévost.)

Il suffit de jeter un regard rapide sur les observations XVIII, XIX, XX, XXI, XXII et XXIII pour se convaincre de l'impossibilité manifeste où se trouve parfois le malade d'amener ses pupilles jusque sur la ligne médiane ou tout au moins de les mener au-delà.

Il faut bien noter qu'il ne s'agit dans ces cas d'aucun phénomène de contracture, mais d'un état paralytique atteignant à la fois les deux globes oculaires dans leurs mouvements associés de latéralité.

MM. Brissaud et Péchin (1) ont publié l'observation typique d'un malade (observation XXIII de notre travail) dont les iris

---

(1) Brissaud et Péchin. — *Loc. ci*.

ne pouvaient que difficilement gagner la ligne médiane, et
ils écrivaient à ce sujet quelques commentaires qu'il n'est
pas inutile de rapporter en entier.

« Il n'y a pas à proprement parler déviation oculaire, mais
hémioptalmoplégie ; il y a hémiplégie oculaire comme il y a
hémiplégie de tous les muscles d'un même côté du corps, et
la paralysie porte sur les deux yeux, parce qu'il y a hémipa-
ralysie oculaire comme il peut y avoir hémianopsie, le centre
moteur comme le centre sensoriel ayant une action simultanée
parallèle et symptomatique sur les deux globes oculaires.

» En somme, si nous proposons le mot d'hémiplégie oculaire
c'est seulement dans le but de définir par ce seul mot un symptôme qui a vraisemblablement avec la déviation conjuguée
certains rapports d'origine, mais qui en diffère très notablement au point de vue sémiologique. Dans notre cas (car nous
pourrions déjà en citer beaucoup) la déviation n'est nullement
spasmodique. L'œil regarde à droite ou à gauche selon le
côté hémiplégié, parce qu'ainsi fixé, sa situation correspond
au moindre effort. Les yeux ne sont plus en équilibre dans
la position dite primaire, et la déviation exprime une sorte
de détente due à la paralysie.

» La course angulaire que l'œil peut accomplir s'arrête grosso
modo au méridien sagittal, il ne peut la dépasser ; alors il reste
entre ces deux positions qui correspondent la première à un
minimum et la seconde à un maximum d'effort. Et lorsque
le malade veut regarder du côté opposé à la déviation, on
voit les deux globes oculaires se déplacer d'un mouvement
continu ou par secousses nystagmiformes, pour *s'arrêter* au
niveau du méridien sagittal. Ce symptôme est d'une parfaite
netteté et absolument indépendant d'une déviation quelconque
de la tête. Il s'agit bien d'un phénomène hémiplégique oculaire
analogue à l'hémiplégie de la moitié du corps qui l'accom-

pagne, hémiplégie caractérisée toujours par la perte de la fonction volontaire et non par la perte de la contractilité. Dans l'hémiplégie oculaire il y a perte de la fonction qui consiste à *regarder à droite et rien qu'à droite ou à gauche et rien qu'à gauche* et non pas dans les autres directions ni en haut ni en bas. Et ceci s'accorde, d'ailleurs, bien avec la fonction lévogyre et la fonction dextrogyre de M. Grasset ».....

« Ainsi se trouve individualisé et précisé ce symptôme d'hémiplégie oculaire non associé à d'autres paralysies oculaires ou à la rotation de la tête dans un sens quelconque, et caractérisé surtout par la possibilité qu'ont les globes oculaires de se mouvoir depuis l'extrême limite de la déviation jusqu'à la ligne médiane (méridien sagittal), le malade pouvant parfaitement regarder dans le champ visuel formé par la ligne qui limite la déviation extrême et l'axe visuel dans le regard en face, mais en étant absolument incapable de franchir cette limite. Là les yeux sont arrêtés impuissants à remplir leur fonction volontaire à regarder à droite ou à gauche parce qu'ils sont hémiplégiés. »

Dans ce même article ces auteurs font ressortir « que le terme de déviation conjuguée de la tête et des yeux consacre d'une façon un peu trop exclusive l'individualité d'un syndrome clinique. On cherche naturellement à rattacher ce syndrome à une localisation fixe. Or les faits anatomo-pathologiques ne sont ni constants ni concordants et, d'autre part, le syndrome de la déviation conjuguée est loin d'être toujours identique à lui-même. La formule clinique est variable. Tantôt les yeux seuls sont déviés, tantôt il s'y joint une déviation de la tête et cette déviation céphalique peut être de même sens que la déviation oculaire ou de sens opposé, elle peut exister seule. »

MM. Brissaud et Péchin ajoutent encore : « Des recherches

récentes nous devons retenir que dans l'hémiplégie organique vulgaire il existe des deux côtés, mais plus spécialement du côté de l'hémiplégie (Mirallié et Desclaux) une diminution de la puissance musculaire *absolue* de chacun des muscles oculaires, que la rotation de la tête peut être le fait d'une anesthésie sensorielle unilatérale. C'est la thèse récemment soutenue avec beaucoup de talent par M. Bard (de Genève).

» D'autre part, on connaît l'ingénieuse théorie de M. Grasset qui explique le syndrome par une lésion d'un levo ou dextrogyre de la tête et des yeux. »

Nous nous permettons en passant de faire remarquer que ces auteurs acceptent comme scientifiquement démontrée la théorie sensorielle et son rôle possible dans les déviations céphaliques et oculaires. En revanche, les conclusions relatives à la paralysie des fibres motrices oculaires qui commandent les mouvements de latéralité des deux yeux sont identiques à nos propres conclusions. Cette paralysie des mouvements volontaires avec attitude correspondante au repos, n'a bien entendu aucun rapport avec une disparition des mouvements volontaires provenant d'une altération du centre volontaire lui-même (centre d'association si l'on veut) ou des fibres qui le relient aux neurones moteurs.

L'impossibilité pour les deux iris de prolonger leur course au-delà de la ligne médiane, ou même de l'atteindre est donc, contrairement aux affirmations de M. Bard, un fait scientifiquement établi ; cette suspension des mouvements volontaires accompagnant la déviation exige, pour être comprise, la paralysie d'un groupe de neurones chargés d'une fonction identique à droite et à gauche.

« Les mouvements volontaires des yeux, dit l'auteur de la théorie sensorielle, sont, il est vrai, plus faibles et plus lents dans le sens opposé à la déviation que dans le sens de celle-ci :

la différence s'explique aisément par le fait que les uns sont
exécutés par les muscles du côté hémiplégique, et les autres
par ceux du côté sain, et de plus, que la volonté du sujet intervient seule pour produire les premiers, alors que les seconds
bénéficient de la persistance de leur automatisme. »

Cette double explication n'est rien moins que convaincante.

Le rôle de l'hémianopsie que nous avons éliminé même dans
la production des attitudes paraît bien plus extraordinaire
quand il s'agit de mouvements volontaires. Il suffit pour ré-
futer une semblable hypothèse, de rappeler les observations
XXIV, XXVIII où les mouvements volontaires reviennent à la
normale tout au moins s'en rapprochent sensiblement, sans
que le déficit sensoriel subisse la plus légère atténuation. L'absence d'une gêne si faible soit-elle, dans les observations d'hémianopsie sans attitude, indique avec la même certitude que
la perte de l'automatisme ne peut prétendre à aucun rôle dans
l'arrêt pas plus que dans la simple diminution du pouvoir de
motilité volontaire des globes oculaires.

La deuxième raison est-elle plus acceptable ?

« Les recherches de MM. Mirallié et Desclaux (1) ont montré que la paralysie porte ses effets parallèlement sur le droit
interne et le droit externe du côté hémiplégique, et qu'elle
respecte au même degré le droit interne et le droit externe
du côté sain, de telle sorte qu'elle ne change d'aucun côté les
rapports normaux de la force propre de ces deux antagonistes. »

Nous répondrons à cela, avec M. Grasset (2) : « Ce ne sont

_____

(1) Mirallié et Desclaux. — De l'état des nerfs oculo-moteurs dans
l'hémiplégie organique de l'adulte. Revue neurologique, 30 juin 1903.
— Thèse de Desclaux.

(2) Grasset. — Revue neurologique, 1904, p. 680.

pas les muscles du côté hémiplégique qui agissent ; c'est le droit externe d'un côté et le droit interne de l'autre. » Donc, même en admettant l'invariabilité du rapport des diverses forces musculaires d'un même côté, loin de trouver une impossibilité des mouvements volontaires identique pour les deux yeux, nous devrions, dans ces tentatives de déplacements, constater une course inégale des globes ; toujours cependant on retrouve une difficulté égale pour l'œil droit et pour l'œil gauche.

Ce qui règle le degré d'intensité d'un mouvement, ce n'est pas la résistance des muscles antagonistes probablement inhibés, c'est l'influx nerveux qui parvient aux muscles chargés de ce mouvement ; aussi et nous insistons sur ce point, si la déviation n'était pas le fait d'une paralysie portant également sur les deux yeux, en ce qui concerne les mouvements de latéralité associés, on assisterait sous l'influence des efforts volontaires à une correction inégale, ce qui n'existe pas.

Et puis l'auteur de la théorie sensorielle ne violente-t-il pas un peu la logique en admettant une répartition plus considérable de la paralysie aux muscles du même côté que l'hémiplégie tout en déclarant aussi exacte que suggestive la conception schématique des nerfs hémioculomoteurs ?

D'ailleurs les résultats de Miraillé et Deselaux n'ont pas été confirmés par les recherches de Wilson (1) faites dans service de Pierre Marie.

Pour bien montrer qu'il ne faut pas confondre tous les hémiplégiques au point de vue de la motilité oculaire, nous appellerons l'attention sur le fait suivant. Si l'on demande à un sujet normal de suivre du regard un objet que l'on avance insen-

---

(1) Wilson. — Société de neurologie, 1904 ; Revue neurologique, 1904, p. 99.

siblement vers son angle naso-frontal, en se tenant dans le plan médian, on remarque que les deux yeux continuent à fixer l'objet, grâce à un mouvement de convergence. Chez certains individus cet acte n'entraîne pas une difficulté bien manifeste et ils peuvent maintenir cette convergence pendant un temps assez long ; d'autres au contraire, dès que l'objet arrive au voisinage de l'angle naso-frontal cessent de converger et *les deux yeux* reprennent leur position habituelle. Ces phénomènes sont identiques chez les hémiplégiques n'ayant à aucun moment présenté de déviation conjuguée et d'hémianopsie.

Si, au contraire, nous essayons la même expérience chez les hémiplégiques non hémianopsiques, mais atteints de déviation conjuguée, nous voyons les deux yeux converger, tant que l'objet est situé à une assez grande distance, puis, à mesure que l'objet se rapproche, l'œil de nom opposé à l'hémiplégie (droit s'il s'agit d'hémiplégie gauche) s'écarte lentement de dedans en dehors et se déplace non pas suivant un mouvement associé à celui de l'autre œil (c'est-à-dire en accomplissant de dedans en dehors un parcours égal à celui que l'autre œil accomplit de dehors en dedans), mais suivant un mouvement lent parfois nystagmiforme, qui n'amène pas la pupille bien au-delà de la ligne médiane, comme si cet œil faisait effort pour converger, mais restait impuissant à réaliser cet acte contre une force opposée. Cette difficulté dans la convergence s'atténue à mesure que disparaît la déviation mais elle persiste encore légèrement au moins pendant un certain temps après le retour définitif des yeux à la position normale.

Cette expérience fait ressortir, croyons-nous, que dans les cas de déviation conjuguée, le droit interne du même côté que la lésion subit une atteinte plus marquée, constatation favorable à l'existence d'une paralysie oculogyre.

Quand les paralysies oculaires sont isolées, ou tout au moins quand il existe une intégrité suffisante des mouvements de rotation de la tête malgré le trouble fonctionnel de l'oculogyre de même nom on rencontre chez certains malades une attitude qui met bien en relief le déficit moteur de ce dernier appareil.

Si l'on oblige un sujet à fixer longuement un objet situé dans le prolongement du plan médian antéro-postérieur de son corps, la tête et les yeux tendent immédiatement à s'orienter de telle sorte que leurs axes se disposent suivant des directions sensiblement parallèles à ce plan. Cet acte qui chez l'homme sain s'accomplit sans fatigue parce qu'il représente en somme une position de repos ou d'équilibre, exige, dans les cas de déviation conjuguée des yeux, un effort soutenu des muscles rotateurs ; aussi, la diminution de puissance motrice se traduit-elle bientôt par un déplacement des pupilles hors du plan sagittal et par la reconstitution de l'attitude pathologique. Pour maintenir à la vision de l'objet son maximum de netteté, c'est-à-dire pour continuer à faire tomber l'image sur la zone centrale de la rétine, la tête opère alors progressivement une marche inverse de celle des globes oculaires, et remédie par son mouvement correctif à la diminution de puissance de l'hémioculomoteur. Ainsi orienté, l'axe antéro-postérieur de la tête produit par sa rencontre avec le plan médian et les axes oculaires, un angle ouvert en avant du côté opposé à la lésion encéphalique et vers les membres paralysés. Nous désignerons cette attitude sous le nom d'*attitude de compensation* ; elle varie avec les facteurs qui lui donnent naissance, la paralysie oculaire associée d'une part, la puissance des rotateurs céphaliques de l'autre. Elle confirme la nécessité, déjà dictée par les observations précédentes, de ne plus confondre dans une seule et unique description les attitudes de la tête et les attitudes des yeux ; elle écarte l'idée d'une cause originelle sensorielle, et s'ajoute comme une preuve très démonstrative de la paralysie motrice que nous avons admise (obs. XXVI).

Ainsi, les faits établissent que certaines déviations oculaires dites paralytiques sont manifestement sous la dépendance du trouble fonctionnel d'un appareil nerveux ayant pour mission de régler les mouvements associés de latéralité des deux yeux ; entre les cas où la paralysie est absolue et ceux où l'on rencontre un simple affaiblissement de la puissance motrice il n'y a pas lieu de conclure à une différence de nature mais à une simple différence de degré.

Cet appareil nerveux a reçu de M. Grasset le nom de nerf oculogyre ou hémioculomoteur.

CHAPITRE VII

LES NERFS OCULOGYRES OU HÉMIOCULOMOTEURS ET LA RÉPARTITION FONCTIONNELLE DES NEURONES CENTRAUX. — CENTRES PHYSIOLOGIQUES ET NERFS PHYSIOLOGIQUES.

La conception de cet appareil différencié n'a pas lieu de surprendre. Elle n'est pas qu'une ingénieuse théorie sans base sérieuse, elle représente un des modes de la répartition fonctionnelle qui se dessine de mieux en mieux dans toute la physiologie normale et pathologique.

L'hémianopsie latérale homonyme est le résultat d'un trouble passager ou définitif portant sur le centre visuel ou sur les fibres qui s'y rendent. Chaque œil est ainsi en relation à la fois avec les deux hémisphères et en aucun point de l'écorce on ne retrouve un centre correspondant à chacun des nerfs optiques.

« Les nerfs optiques n'existent que comme unités physiologiques et cliniques : seule la nécessité d'entrer dans le même orbite rapproche dans le même trou optique des fibres des deux nerfs hémioptiques (et même des fibres centrifuges) en un seul tronc que l'on appelle improprement le nerf optique. Il existe uniquement deux nerfs hémioptiques. » (1)

_____

(1) Grasset — Les centres nerveux. Physiopathologie clinique, 1905, p. 347.

M. Pierre Bonnier (1) considère cette idée comme désormais classique.

Plusieurs auteurs ont en effet adopté cette manière de voir. M. Hédon écrit (2) : « En somme on comprend que pour ce qui concerne les centres nerveux... au point de vue sensoriel, il existe deux nerfs hémioptiques. »

M. Morat (3) admet également « un nerf hémioptique droit qui est en connexion avec les hémirétines droites et un nerf hémioptique gauche qui est en connexion avec les hémirétines gauches. »

La répartition périphérique des centres corticaux est en effet segmentaire pour l'œil, comme elle l'est pour les autres parties du corps, avec cette différence que tout se passe ici comme si l'individu possédait un œil unique *cyclopéen* coupé par le plan médian du corps.

« L'hémisphère droit voit ainsi par l'hémioptique droit et avec les deux yeux, les objets placés dans la moitié gauche du champ visuel ; et l'hémisphère gauche voit par l'hémioptique gauche et avec les deux yeux, les objets placés dans la moitié droite du champ visuel.

« C'est l'application à la vision de cette loi générale que chaque hémisphère préside aux fonctions de la moitié opposée du corps. Seulement pour les yeux, la ligne médiane du corps se bifurque et passe au milieu des deux globes oculaires, et chaque hémisphère voit avec les deux yeux du côté opposé comme il sent du côté opposé et meut le côté opposé » (4)

---

(1) Pierre Bonnier. — Le sens des attitudes, 1904, p. 74.
(2) Hédon. — Précis de physiologie, p. 873 et 874.
(3) Morat. — Traité de physiologie de Morat et Doyon, 1902.
(4) Grasset, *loc. cit.*, p. 348.

De même que la fonction sensorielle nécessite la répartition segmentaire à la périphérie, il y avait tout lieu de prévoir une répartition de la motilité en relation étroite avec elle, sous peine de la voir constituer une exception à la loi générale.

La fonction de voir et la fonction de regarder sont en effet inséparables à l'état normal en tant qu'acte réflexe : la rétine dirige elle-même ses déplacements toutes les fois qu'une impression capable d'agir sur les neurones moteurs, détermine leur excitation ; or, ces mouvements dépendant d'un seul hémisphère dans son ensemble sont des mouvements de latéralité associés des deux globes oculaires.

Quand les muscles ont une action *habituellement* synergique de celle des muscles semblables situés du côté opposé, ils sont à la fois sous la dépendance des deux hémisphères, ce qui explique qu'ils échappent à peu près constamment à une paralysie complète. C'est le cas des muscles du pharynx, du larynx et de bien d'autres. Malgré cette innervation double, il existe cependant une prédominance de l'hémisphère opposé (Féré et Lépine), mais « les muscles moteurs du globe oculaire agissent *toujours* (1) d'une façon synergique ; il nous est absolument impossible de mouvoir un œil isolément. Cela nous fait prévoir déjà que nous ne trouverons jamais de paralysie de ces muscles sur un seul œil dans les lésions corticales. » (2)

« Nous contractons toujours ensemble le droit interne d'un œil et le droit externe de l'autre, ou simultanément les deux droits supérieurs et les deux droits inférieurs... Donc, la physiologie fait prévoir que les vrais nerfs corticaux à unité fonc-

_____

(1) Il ne peut être question ici que des mouvements associés et non des phénomènes de convergence.

(2) Roux. — Archives de neurologie, 1899, p. 183.

tionnelle sont des hémioculomoteurs, l'un lévogyre, l'autre dextrogyre » (Grasset).

MM. Morat et Hédon adoptent cette hypothèse, comme ils ont adopté celle des nerfs hémioptiques.

Ce sont précisément les dissections opérées par la maladie, les déviations conjuguées paralytiques ou convulsives, par trouble central, qui précisent et confirment ces conceptions basées sur les données générales de la physiologie. La clinique nous amène par l'observation des malades, comme le laboratoire par l'expérimentation, à isoler au niveau de l'écorce cérébrale des groupements de neurones dont l'excitation provoque la rotation des yeux du côté opposé (1), la destruction amenant la paralysie.

M. Bard s'est élevé, il est vrai, contre les déductions tirées des mouvements convulsifs de l'épilepsie partielle en faveur de la déviation dans le phénomène de Prévost, traitant de superficiels les rapprochements établis entre ces deux ordres de phénomènes. En admettant que les mouvements convulsifs par eux-mêmes n'eussent pas été une preuve suffisante du mécanisme identique de leur production, avec cette restriction qu'il s'agit d'irritation dans un cas, de paralysie dans l'autre, n'acquièrent-ils pas une grande valeur quand on les compare aux déviations changeant de sens, de convulsives qu'elles étaient d'abord, devenant paralytiques ? Cette même succession symptomatique ne se rencontre-t-elle pas pour les membres et n'est-on pas en droit d'identifier la pathogénie de ces états ?

On peut donc dire que les attitudes pathologiques des yeux,

---

(1) Nous devrions dire pour être exact en ce qui concerne l'expérimentation : déviation de la tête et des yeux ; le voisinage de ces centres n'a pas permis d'isoler les excitations oculaires.

absolument indépendantes de toute action sensorielle inégale des deux hémisphères, sont la conséquence exclusive d'un trouble unilatéral dans le fonctionnement des nerfs qui commandent les mouvements oculaires associés de latéralité.

Entre les formes de déviation oculaire isolée et la déviation dans la forme commune décrite par M. Bard, il n'existe aucune différence de nature. Si on retrouve la déviation paralytique des yeux, principalement dans les attaques brusques et sévères d'hémiplégie organique, c'est, comme nous l'avons fait remarquer, pour la déviation conjuguée de la tête et des yeux, en vertu même du siège de la lésion qui détermine habituellement le phénomène de Prévost (région capsulo-thalamique) et de la nature même de la lésion (hémorragie).

CHAPITRE VIII

LA PERTE DU TONUS ET LES LESIONS CORTICALES

On a pu remarquer, quelques pages plus haut, que l'auteur de la théorie sensorielle, trouvant « aussi exacte que suggestive » la conception schématique du nerf hémioculomoteur, se retranche derrière un argument qui constitue à ses yeux une preuve de grande valeur contre la pathogénie admise relativement aux attitudes oculaires. « Si la lésion de ce nerf théorique explique fort bien les paralysies des mouvements associés volontaires dans une seule direction, elle serait, au même titre que celle d'un centre d'association incapable de créer une attitude paralytique par perte du tonus. »

Remarquons, en premier lieu, qu'il s'agit de centres absolument analogues aux centres psychomoteurs de la face et des membres ; or, ces centres de projection sont-ils dans l'impossibilité de traduire par une attitude les troubles qu'ils subissent ? Le tonus n'est-il pas aboli ou diminué, tout au moins dans les paralysies provenant des lésions de la zone corticale périrolandique ou de ses fibres centrifuges ? Sans doute la perte du tonus est nécessaire pour expliquer la déviation, mais pourquoi la traiter en hérésie clinique ? Elle n'est pas réelle, comme le veut Bard, dans les seules paralysies périphériques, radiculaires ou nucléaires ; on assiste bien dans l'hémiplégie ordinaire à la déformation de la face par prédominance de la tonicité du facial resté sain, à l'abaissement de l'épaule, etc...

Il suffit, pour se convaincre du rôle de l'écorce dans la conservation ou la perte du tonus, de se reporter aux travaux du Congrès de Limoges (1). Dans un important rapport, M. Croq, de Bruxelles, s'attachait à dégager l'action des centres corticaux sur le tonus ; laissant de côté la part qui revient à la structure même de la fibre musculaire et les troubles du tonus créés par une atteinte à la substance propre du muscle, il accordait, avec un certain degré d'exagération, un rôle exclusif aux centres corticaux. « Dans l'hémiplégie organique, dit-il, les muscles sont atoniques ou hypotoniques, lorsque la lésion détruit complètement ou partiellement le fonctionnement des neurones moteurs corticaux ».

Babinski (2) appuie le diagnostic différentiel de l'hémiplégie névrosique et de l'hémiplégie organique sur la perte ou la conservation de l'intégrité du tonus. « Le tonus est diminué, dans l'hémiplégie organique (en dehors des muscles contracturés) et pas dans l'hémiplégie hystérique. Ainsi, quand le facial est atteint chez l'hystérique, il n'y a pas cette hypotonie qui au repos, abaisse le sourcil et efface les plis du front. Les mouvements passifs sont plus faciles à imprimer chez l'organique, soit à la face, soit aux membres ; ainsi, on détermine plus facilement la flexion exagérée de l'avant-bras et son application contre le bras ; au repos, l'épaule est plus abaissée, la main et le pied tombent plus que chez le névrosique ; les jambes pendant le pied fait un angle plus ouvert avec la jambe

---

(1) Voir le compte rendu dans la Revue neurologique, 1901.

(2) Babinski. — Gazette des hôpitaux, 5 et 8 mai 1900.

du côté paralysé ; sur l'avant-bras horizontal et en pronation, la flexion de la main est plus marquée. » (1)

Ainsi la perte du tonus, nécessaire, indispensable même (puisque nous avons éliminé l'hémianopsie), à la production des déviations s'accorde parfaitement avec les lésions de siège cortical, et par conséquent hémisphérique.

---

(1) Grasset. — Les centres nerveux.

CHAPITRE IX

DOUBLE CENTRE OCULOMOTEUR

Dans l'historique de la question qui nous occupe, on a pu suivre pas à pas les développements successifs de son étude, revoir les discussions principales auxquelles elle a donné lieu, retrouver les étapes essentielles de sa conception.

La préoccupation dominante des neurologistes, l'accord étant à peu près général relativement à la pathogénie, fut de déterminer de façon précise la zone du cortex dont la lésion fait la paralysie, l'irritation la contracture.

Le pied de la deuxième frontale et le pli courbe mesurent les suffrages au taux des statistiques dressées d'après l'expérimentation physiologique et l'anatomo-pathologie, jusqu'au jour où Joanny Roux (1), dans un esprit de conciliation légitime, démontre l'existence de deux centres oculo-céphalo-moteurs, siégeant en deux points distincts de l'écorce, l'un dans la région antérieure périrolandique, l'autre dans la partie postérieure ; au premier de ces centres, en relation avec la sensibilité générale, il donne le nom de centre sensitivo-moteur ; le deuxième, lié à la fonction visuelle, étant désigné sous le nom de senso-rio-moteur.

Cette notion de la multiplicité des centres, déjà émise par

_____

(1) Roux. — Loc. cit.

von Monakov (1), pour comprendre la rareté et la persistance des déviations, devenue plus qu'une hypothèse à la suite des travaux de Roux, n'est pas, comme le prétend M. Bard, une preuve nouvelle, de la fausseté des théories paralytiques.

Conformément aux expériences physiologiques et aux études anatomo-cliniques, il est logique d'admettre « qu'à la partie postérieure du lobe frontal, probablement au niveau du pied de la deuxième frontale, existe une portion de l'écorce correspondant à la sensibilité de l'œil et de l'orbite et à la motilité du globe oculaire et des paupières ; c'est le centre oculo-moteur antérieur ou sensitivo-moteur ».

Nous admettons également, en faisant des réserves sur sa localisation, un centre postérieur en relation avec la fonction visuelle, grâce auquel la rétine dirige ses déplacements. M. Roux, nous l'avons déjà vu, place ce centre sur la face interne et inférieure du lobe occipital. Nous croyons, au contraire, devoir admettre à ce sujet les conclusions de MM. Landouzy et Grasset, également soutenues par Picot dans son étude très complète de 1892 (2), et localiser ce centre dans la région du pli courbe. Les discussions auxquelles donnèrent lieu la lésion de la deuxième frontale et l'intégrité du pli courbe conservent sur ce point une très grande importance ; sans doute, les études de cette époque n'avaient d'autre but que de fixer à la fois l'existence d'un centre unique et sa localisation, mais le fait de lui assigner pour siège fréquent cette région pariétale nous autorise encore aujourd'hui, malgré la démonstration d'un double centre, à placer, au niveau du pli courbe, le centre postérieur.

La rotation des yeux est le plus habituellement liée à la vi-

(1) Von Monakov. — *Loc. cit.*
(2) Picot.— *Loc. cit.*

sion ; on peut ainsi comprendre *a priori*, sans pouvoir cependant en faire actuellement la preuve, que le centre moteur postérieur, présentant un développement proportionnel à son rôle, occupe le premier rang dans le maintien de la puissance des muscles préposés au phénomène du regard. S'il est fréquent, en effet de porter ses yeux à droite ou à gauche en réponse à une impression rétinienne suivie d'une perception visuelle, il n'en est plus de même quand il s'agit d'une impression de sensibilité générale comme la perception d'un choc sur l'épaule quand on désire attirer notre attention.

On peut même se demander si ces centres moteurs n'obéissent pas à des impressions venant de divers appareils centripètes sensoriels ; chez l'individu normal, en effet, les voies ascendantes, surtout optiques et auditives, tendent, par les perceptions qu'elles apportent, à orienter vers l'excitant l'organe le plus apte à éclairer la connaissance ; que l'excitation soit visuelle ou auditive, c'est à l'orientation réflexe du regard que semblent aboutir, en dernière analyse, le plus grand nombre des perceptions sensorielles subconscientes. Qu'un bruit se produise à mon côté, *instinctivement* je tourne mes yeux et ma tête dans cette direction ; or, ce n'est pas pour placer mon oreille dans les conditions idéales de réception, puisque ces conditions idéales sont réalisées par une direction perpendiculaire à celle du son ; c'est que, chez l'homme, le sens de la vue est l'intermédiaire le plus habituel entre le monde extérieur et les centres psychiques, et semble recueillir les matériaux les plus nécessaires à l'intelligence.

CHAPITRE X

TRAJET CONNU DE L'HÉMIOCULOMOTEUR A TRAVERS L'HÉMISPHÈRE CÉRÉBRAL

Un certain nombre de nécropsies permettent de suivre sur une partie de leur trajet intrahémisphérique, cet ensemble de fibres nerveuses émanées des centres corticaux.

Leur parcours à travers le centre ovale est à peu près inconnu à l'heure actuelle ; plus bas, il est probable que les hémioculomoteurs évitent de traverser la capsule interne (1). Touche (2), en 1902, a publié un fait d'hémorragie de la capsule externe qui avait évidé la deuxième paire pariétale.

Dans les cas de Grasset (3) et de Roussy et Gauckler (4), la déviation en sens opposé de la tête et des yeux était sous la dépendance d'une lésion de la région capsulo-thalamique.

D'un travail de d'Astros (5), il paraît ressortir que dans le pédoncule l'hémioculomoteur suit le faisceau de l'étage supérieur (faisceau de la calotte). Cette opinion s'appuie sur deux

---

(1) Grasset et Gaussel. — Revue neurologique, 1905, p. 75. Nous avons emprunté à ce travail les idées de ce chapitre.

(2) Touche. — Revue neurologique, 1902, p. 269.

(3) Grasset. — Voir l'observation XV de notre travail.

(4) Roussy et Gauckler. — Voir l'observation XVI de notre travail

(5) D'Astros. — Revue de médecine, 1891, p. 182.

faits, l'un de Prévost (1), l'autre de Poumeau (2), dans lesquels
une lésion de la couche optique atteignant la couche supérieure du pédoncule entraînait une paralysie croisée du rota-
teur des yeux.

Sous le nom de type Foville du syndrome Milliard-Gubler,
M. Grasset (3) a réuni un groupe de faits « où il y a paralysie
des membres d'un côté, paralysie de l'oculogyre et du facial de
l'autre » ; on peut en rapprocher des observations de Foville
1858 (4), Broadbent (1872) (5), Hallopeau (1876) (6), Parinaud
(1883) (7), Bristowe (1891) (8), Jolly (1894) (9), Raymond (3 cas,
1897, 1898, 1901) (10). L'hémioculomoteur et le facial sont en-
trecroisés avant le faisceau pyramidal.

Les observations de Desnos (1873) (11), Féréol (1873) (12),
Rickards (1886) (13), précisent davantage cet entrecroisement
et montrent que l'hémioculomoteur passe de l'autre côté de la
ligne médiane au-dessus du facial. Il s'agissait en effet d'hémi-

---

(1) Prévost. — Thèse de Paris, cit. d'Astros, *loc. cit*, p. 35.

(2) Poumeau. — Thèse de Paris, cit. d'Astros, *Ibidem*, p. 139.

(3) Grasset. — Société de Neurologie, 5 juillet 1900.

(4) Foville. — Société Anatomique, 1858.

(5) Broadbent. — Médical Times and Gazette, 1872.

(6) Hallopeau. — Archives de physiologie, 1876.

(7) Parinaud. — Archives de Neurologie, 1883.

(8) Bristowe. — Brain 1891, Citat. Raymond : Clinique des maladies du système nerveux, t. II, p. 602.

(9) Jolly. — Neurologisches Centralblatt, 1894 ; Citat. Raymond,
ibidem, p. 674.

(10) Raymond. — Cliniques citées, t. III, p. 167 ; t. IV, p. 64,
t. VI, p. 436.

(11) Desnos. — Société médicale des hôpitaux, 1873.

(12) Féréol. — Société médicale des hôpitaux, 1873.

(13) Rickards. — British med. Journal, 1886.

plégie des muscles de la face et des membres d'un côté avec paralysie de l'oculogyre du côté opposé.

C'est le type Foville de Gubler-Weber (1).

Les hémioculomoteurs aboutissent après leur entrecroisement dans le plan médian, aux noyaux que Parinaud a désignés sous le nom de centres supranucléaires, dont la lésion se différencie nettement de celles qui atteignent les noyaux des nerfs correspondant à l'origine réelle.

Enfin ils donnent deux filets distincts, l'un pour le droit interne du côté opposé l'autre pour le droit externe du même côté.

---

(1) Grasset.—Centres nerveux, 1905, p. 397.— Grasset et Gaussel, Revue neurologique, 1905, p. 73.

CONCLUSIONS

I. — L'hémianopsie, c'est-à-dire la perte dans un même hémisphère des sensations visuelles ayant pour origine les impressions tombant sur les hémirétines en relation avec un même champ visuel droit ou gauche, détermine une disparition unilatérale du pouvoir réflexe qui reste sans action sur les positions statiques des globes oculaires et ne se traduit cliniquement par aucune attitude de la tête et des yeux, soit en dehors du coma, soit pendant le coma.

La même conclusion s'applique à l'évocation des souvenirs visuels. Ce qui est applicable au sens de la vue, l'est à plus forte raison aux autres sens, dont le rôle chez l'homme ne saurait être que secondaire, aussi les influences sensorielles doivent-elles être considérées comme ne prenant aucune part dans le maintien des attitudes des organes qui leur obéissent au point de vue de l'orientation réflexe.

II. — On ne peut donc admettre de déviation hémianopsique ni par trouble direct des fibres optiques ou de leurs centres, ni par inhibition à distance.

III. — La théorie dite motrice explique d'une façon simple et logique la pathogénie de toutes les modalités du phénomène de Prévost ; toutes les attitudes sont la conséquence de troubles irritatifs ou paralytiques des fibres centrifuges ou de leurs centres.

IV. — Le phénomène de Prévost, isolé par M. Bard sous le nom de forme commune, se présente avec des caractères fondamentaux à peu près identiques, non parce qu'il est le fait d'une inhibition à distance créée par l'ictus, mais parce qu'il répond à une lésion de siège à peu près invariable (région capsulo-thalamique). L'intensité des symptômes est assez en rapport avec la brusquerie du début et la gravité de l'atteinte, parce qu'il s'agit d'une hémorragie (artère lenticulo-striée) et que cette hémorragie, en général, est d'autant plus abondante qu'elle est plus rapide.

V. — Ce siège de la lésion habituelle explique la fréquence de l'hémianopsie dans la « forme commune ». Cependant elle n'est pas constante, car on ne peut classer, à l'exemple de Bard, parmi les hémianopsiques, les malades dont le réflexe palpébral manque dans l'un des champs visuels.

VI. — L'association habituelle de la rotation latérale de la tête et des yeux et la présence de l'hémianopsie dans les lésions de la région capsulo-thalamique montre le voisinage de tous ces appareils à ce niveau ; leur atteinte isolée ou différente en intensité montre qu'ils ne suivent par un trajet identique.

VII. — Il n'y a pas une déviation conjuguée de la tête et des yeux, mais des déviations oculaires et des déviations céphaliques associées ou non entre elles, ce qui indique qu'il y a des centres de la rotation de la tête et de la rotation des yeux distincts malgré leur rapprochement.

On peut par conséquent étudier à part chaque ordre d'attitude.

VIII. — Les attitudes oculaires sont liées à un trouble portant sur les mouvements associés de latéralité.

a) L'état paralytique est démontré par l'impossibilité de ramener l'œil droit et l'œil gauche dans le sens opposé à la déviation, sous l'influence des efforts volontaires.

b) La paralysie porte sur le droit interne d'un côté et le droit externe de l'autre, sans quoi dans les tentatives de correction il y aurait un déplacement inégal pour les deux yeux.

c) L'état paralytique est encore mis en évidence par une attitude de compensation que prennent certains malades pour réparer par une rotation de la tête vers le côté paralysé le déficit moteur des yeux et leur retour à l'attitude pathologique.

IX. — Cette paralysie associée nécessite l'existence d'un appareil chargé de fonctions identiques pour l'œil droit et pour l'œil gauche ; ainsi chaque hémisphère regarde du côté opposé avec les deux yeux par la contraction du droit interne d'un côté et du droit externe de l'autre, tout comme il voit du côté opposé avec la moitié de chaque rétine. C'est l'application à la fonction du regard de la loi générale des distributions nerveuses périphériques ; les nerfs, dans leurs rapports avec l'écorce sont physiologiques, c'est-à-dire fonctionnels.

X. — La perte du tonus, nécessaire pour expliquer les déviations oculaires paralytiques, existe dans les lésions de l'écorce.

XI. — Les déviations oculaires peuvent dépendre de la lésion d'un centre antérieur, en relation avec la sensibilité générale, siégeant vers le pied de la deuxième circonvolution frontale et d'un centre postérieur, en relation avec la fonction sensorielle, situé dans la région du pli courbe. Le plus souvent les déviations sont dues à des lésions capsulo-thalamiques atteignant les fibres en relation avec les deux centres d'un même hémisphère.

XII. — On connaît partiellement le trajet de ce nerf désigné par M. Grasset sous le nom d'oculogyre ou d'hémioculomoteur.

OBSERVATIONS

Groupe I. — Observations de déviation conjuguée de la tête et des yeux chez les aveugles.

OBSERVATION PREMIÈRE

(Observation XXVI de la thèse de Prévost)

Ancienne hémiplégie droite chez une aveugle. — Augmentation de la paralysie qui est flaccide. — Rotation de la tête et des yeux à droite, avec raideur du cou. — Nystagmus. — Vaste ramollissement de l'hémisphère gauche, s'étendant au corps strié.

Marie-Louise D..., 80 ans. Morte le 26 octobre 1866, à l'infirmerie de la Salpêtrière (service de M. Charcot).

Cette femme, qui était aveugle, eut le 28 juillet 1866 une attaque apoplectique avec hémiplégie droite, accusée surtout au membre supérieur. La paralysie se dissipa ; mais, depuis lors, elle resta gâteuse et confinée au lit.

21 octobre 1866. — Il se développe une gangrène sur les orteils gauches, et l'hémiplégie droite augmente. On constate une paralysie complète avec flaccidité et conservation de la sensibilité du membre supérieur droit ; une paralysie incomplète avec un peu de raideur dans le membre inférieur droit ; mouvements réflexes dans les deux membres ; température égale des deux côtés ; nystagmus bilatéral.

Le 22 octobre et les jours suivants, la température s'élève

dans les membres paralysés ; il y a un peu de carphologie du côté gauche. La tête est en rotation à gauche, la face déviée du côté gauche, la rigidité du cou ne permet pas de redresser la tête. Les deux globes oculaires sont affectés de nystagmus et sont tournés à gauche. La malade tombe bientôt dans le coma et succombe le 25 octobre, en conservant jusqu'à la fin la même attitude des yeux et de la tête.

Nécropsie. — Hémisphère gauche. — Vaste ramollissement, avec conservation de la coloration normale, portant plus spécialement sur les circonvolutions du lobe sphénoïdal et s'étendant jusqu'au corps strié qu'il attaque. Ce ramollissement comprend ainsi le corps strié et la partie moyenne du centre ovale.

La couche optique paraît intacte, mais elle est comme énucléée par le ramollissement.

Oblitération de l'artère sylvienne. Rien dans les autres parties de l'encéphale.

OBSERVATION II

(Observation L de la thèse de Prévost)

Marie E..., 75 ans. Morte le 27 mars 1866 à l'infirmerie de la Salpêtrière (service de M. Charcot).

Cette femme, qui était bien portante, est prise le 21 mars d'une attaque apoplectique, avec hémiplégie droite flaccide. Paralysie faciale : la commissure labiale gauche est déviée à gauche et abaissée. La malade fume la pipe du côté droit.

On remarque de la raideur des muscles du cou. Ceux-ci paraissent cependant plus flasques à droite qu'à gauche. On a une certaine résistance à vaincre pour tourner la tête à droite, et la rotation à gauche se produit. Cependant, si l'on maintient quelque temps la tête à droite, elle revient seule-

ment à la position moyenne, qu'elle peut conserver assez
longtemps.

Les yeux sont déviés à gauche, surtout l'œil gauche : la
pupille gauche est dilatée ; les paupières sont closes, mais
sans rigidité.

La malade a une double cataracte.

L'observation ne parle plus de ce symptôme.

Elle meurt le 27 mars.

Nécropsie. — Hémisphère gauche. — La lésion (ramollissement) occupait la partie la plus inférieure de la couche optique
et la partie la plus supérieure (couche la plus supérieure) du
pédoncule cérébral, et descendait ainsi à peu près jusqu'au
niveau de la protubérance. La coupe de cette traînée avait
environ 5 millimètres de diamètre dans le pédoncule et occupait toute la longueur du pédoncule.

La couche optique est malade dans une bonne partie de
son étendue ; elle présente un petit foyer rouge d'apoplexie
capillaire du volume d'une noisette ; puis ça et là au voisinage,
un piqueté rouge formant par places de petites ecchymoses.

Observation III

(Observation LVIII de la thèse de Prévost)

Hémiplégie gauche ancienne avec contracture. — Rotation de la tête et des
yeux à droite sans raideur du cou, subsistant depuis plusieurs mois. —
Cécité absolue.

Marie H..., 67 ans, entrée le 30 avril 1867 à l'infirmerie de
la Salpêtrière (service de M. Vulpian).

Cette femme, qui a eu souvent des étourdissements et, il y
a quatre ans, dit-on, une attaque d'apoplexie, avec hémiplégie du côté droit et perte de connaissance, est prise le 30 avril
d'une attaque apoplectiforme avec perte de connaissance.

A son entrée à l'infirmerie on constate que la malade voit très mal, surtout de l'œil droit, dont la pupille est un peu plus dilatée que la gauche.

Il n'y a pas d'hémiplégie bien nette.

15 mai. — La vue est complètement perdue ; les deux pupilles sont contractiles. La tête est habituellement tournée vers l'épaule droite, les yeux regardent toujours du côté droit.

Hémiplégie bien nette du côté gauche, le membre supérieur retombe inerte quand on le soulève, la sensibilité y est presque abolie. L'intelligence est très obtuse.

29 mai. — Même attitude des yeux et de la tête ; nystagmus, pupilles égales.

24 juin. — L'hémiplégie gauche a augmenté ; elle remue cependant encore spontanément le membre inférieur.

Il y a dans les bras une contracture douloureuse.

Pendant la fin de l'année 1867, on vit la contracture du bras gauche augmenter. La malade conserva toujours la même attitude des yeux et de la tête qui sont tournés habituellement du côté droit, quoiqu'elle puisse aussi les porter du côté gauche avec une certaine difficulté.

Elle reste dans son lit à peu près dans la même position où on la met. Le 15 octobre, on remarqua que, placée sur ses jambes, elle avait une tendance à tourner de gauche à droite sur son axe.

14 janvier 1868. — La malade est aujourd'hui dans l'état suivant : confinée habituellement au lit, démente et gâteuse, cette femme peut cependant faire quelques pas. Quand on la soutient, elle ne présente plus, alors de tendance à tourner plus d'un côté que de l'autre. Sa tête est généralement inclinée du côté de l'épaule gauche, à un léger degré, la face tournée du côté droit, mais sans raideur ; elle peut porter sa tête à gauche.

La malade ne voit point, les pupilles sont égales et contractiles, les deux globes oculaires sont habituellement dirigés du côté droit, l'iris atteignant généralement l'angle palpébral de ce côté. Cependant la malade peut tourner ses globes oculaires du côté gauche et atteindre même les angles des ouvertures palpébrales de ce côté. Quand on l'abandonne à elle-même, elle porte invariablement son regard du côté droit.

Il n'y a pas d'hémiplégie faciale bien accusée ; cependant les sillons de la face sont un peu plus marqués du côté droit. Quant aux membres gauches, elle peut les remuer, quoique moins bien que les droits.

Le bras gauche qu'elle peut porter jusqu'à son oreille et non jusqu'au dessus de la tête, est contracturé, l'avant-bras demi-fléchi sur le bras et les doigts recroquevillés dans la paume de la main, et cela si fortement que l'on fut obligé pendant quelque temps de lui mettre un linge dans la main, pour qu'elle ne s'écorchât pas avec ses ongles. Si l'on cherche à vaincre la contracture, on occasionne des douleurs.

La sensibilité, quoique moins accusée qu'à droite, est cependant conservée à gauche. On ne provoque pas de mouvements réflexes par le pincement ou le chatouillement des extrémités.

OBSERVATION IV

(Empruntée à MM. Déjerine et Roussy, parue dans la *Revue neurologique* du 15 février 1905, p. 161.)

Mme Cat, âgée de 71 ans, est hospitalisée à la Salpêtrière depuis 1847 pour cécité, remontant à la première enfance et due probablement à une ophtalmie purulente : l'amaurose était complète et la malade ne distinguait pas le jour de la nuit. Rien à signaler d'important pour ce qui nous intéresse pendant son séjour à la Salpêtrière.

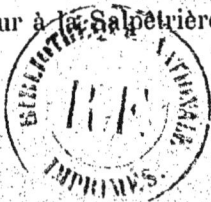

BIBLIOTHÈQUE NATIONALE IMPRIMÉS

7

Brusquement et sans prodromes, la malade fit un ictus dans la nuit du 7 au 8 décembre 1904 et fut amenée le 8 au matin à l'infirmerie où nous l'examinons.

Nous nous trouvons en présence d'une femme obèse, à faciès fortement congestionné et qui est plongée dans un demi-coma ; elle comprend, en effet, les questions qu'on lui pose, y répond en partie et exécute les mouvements qu'on lui commande.

On note chez elle une hémiplégie gauche complète et totale avec un léger degré de contracture. Le bras retombe flasque quand on le soulève, la jambe est raide et résiste aux mouvements qu'on lui imprime. Les réflexes sont conservés et normaux aux membres supérieurs ; le réflexe rotulien est exagéré au membre inférieur avec signe de Babinski sans trépidation épileptoïde.

La face également est atteinte à gauche ; les rides et les plis cutanés sont atténués de ce côté, la commissure labiale abaissée, la joue est flasque et la malade fume la pipe..

Enfin, fait important, la malade présente de la déviation conjuguée de la tête et des yeux à droite ; la tête est inclinée et la face tournée du côté droit et lorsqu'on veut corriger la déviation et replacer la tête en position normale, on éprouve de la difficulté et de la résistance due à la contracture des muscles du cou à droite et surtout du sterno-cléido-mastoïdien ; dès qu'on abandonne la tête de la malade, elle reprend lentement sa position antérieure ; la malade ne peut spontanément corriger la déviation. Les yeux sont également tournés en haut et à droite, avons-nous vu, mais il est nécessaire d'insister sur l'aspect sous lequel ils se présentent à nous.

Etat des yeux. — L'œil gauche forme un moignon irrégulier gros comme une petite noisette, la cornée et la sclérotique sont conservées et ce moignon a gardé toute sa mobilité. A droite on note une tension exagérée du globe oculaire ; au centre de la cornée, dont l'aspect est opaque, se trouve une cicatrice allongée à contour rectiligne, reliquat d'une ulcéra-tion antérieure qui a déterminé également de la kéralecta-sie. Cet œil, comme l'autre, est parfaitement mobile et quand on parle à la malade il arrive que par moment ses yeux se placent en position normale pour reprendre de suite leur déviation à droite. Parfois aussi on note de petites secousses nystagmiformes dans les mouvements des globes oculaires.

Aucun trouble de la sensibilité gauche. Relâchement des sphincters.

Le côté droit est normal, la motilité et la sensibilité y sont conservées.

Pas de température, pas d'albumine.

9 décembre. — Le même état persiste.

10 décembre. — La rotation de la tête est moins prononcée, mais l'inclinaison à droite persiste ainsi que la contracture des muscles du cou ; les yeux regardent toujours en haut et à droite. L'état comateux est moins profond, mais la malade n'arrive pas à corriger l'inclinaison de la tête.

11 et 12 décembre. — Même état.

13 décembre. — L'état intellectuel s'affaiblit, la malade ne comprend plus ce qu'on lui dit ; la face est légèrement tour-née à droite, la tête fortement inclinée de ce côté et les yeux regardent à droite ; la température monte à 38°5.

14, 15 et 16 décembre. — Le coma s'accentue. Tempéra-ture 39° ; même état.

17 décembre. — Mort à quatre heures et demie du matin.

Autopsie. — A l'ouverture de la boîte crânienne, on note un épaississement notable de la dure-mère ; l'arachnoïde et la pie-mère sont également plus denses qu'à l'état normal, sur-tout au niveau de la base du cerveau. Les artères de la base sont dures et athéromateuses.

Sur la face inférieure de l'hémisphère droit, se trouvent trois plaques jaunes anciennes : l'une, la plus étendue en surface, occupant le lobule fusiforme, et les deux autres, plus petites, siègent, la première dans la troisième circonvolution temporale, la deuxième à la limite de la troisième circonvolution occipitale et du lobule lingual.

Sur les coupes horizontales de l'hémisphère pratiquées après quarante-huit heures de séjour de la pièce dans une solution de formol, on trouve un foyer de ramollissement blanc récent qui présente la topographie suivante : sur une coupe horizontale passant environ à 58 millimètres au-dessous du bord supérieur de l'hémisphère (coupe n° 58 de l'anatomie des centres nerveux de M. et Mme Dejerine) on voit qu'il existe un petit foyer occupant le segment rétro-lenticulaire de la capsule interne, sectionnant les radiations optiques de Gratiolet et empiétant un peu en avant sur la partie toute postérieure du troisième segment du noyau lenticulaire...

....La recherche des corps granuleux faite à l'état frais nous a montré que le foyer était vraisemblablement plus étendu et qu'il avait amené des dégénérescences secondaires.

Sur une deuxième coupe passant à 1 centimètre et demi au-dessus de la précédente, on voit que le foyer de ramollissement est beaucoup plus volumineux, qu'il occupe le pied de la couronne rayonnante, effleure la partie supérieure du noyau externe du thalamus et détruit la queue du noyau caudé.

A l'état frais et dans la moelle par raclage au niveau du troisième segment cervical on trouve de nombreux corps granuleux dans le cordon latéral gauche.

Nerfs optiques (examen histologique). — Des fragments prélevés sur chaque nerf optique (portion cranienne) ont été fixés au sublimé osmique et montés en paraffine ; les coupes examinées après coloration au picrocarminate, à l'hémaléïne-éosine ou sans coloration. Les deux nerfs sont notablement diminués de volume, le droit surtout dont le diamètre est diminué de moitié. Les enveloppes du nerf sont normales ; les fibres nerveuses ont disparu presque complètement, c'est à peine si en un ou deux points persistent quelques rares fibrilles. Le nerf est donc formé par du tissu conjonctif piqueté de nombreux vaisseaux. Ceux-ci, artères ou veines, sont entourés d'un manchon fibreux, feuilleté, très marqué, qui même en certains points, envahit la lumière du vaisseau et le transforme en un nodule fibreux.

Les tuniques moyennes et internes sont normales ; il s'agit donc ici d'une périvascularite chronique fibreuse sans infiltration cellulaire périvasculaire au sein d'un nerf atrophié et qui nous permet de supposer qu'au cours de l'ophtalmie purulente de notre malade le processus inflammatoire a dû envahir les nerfs optiques.

Groupe II. — Déviations changeant de sens pour la tête et les yeux simultanément.

1° *Cas où on n'a pas signalé d'hémianopsie.*

OBSERVATION V

(Observation empruntée à M. Mossé, publiée par MM. Bosc et Vedel [1].)

Femme, 77 ans, hospitalisée à la clinique des vieillards, (service de M. Mossé). Ne présentait rien de particulier, lorsque le 1er mai 1888, après une sortie en ville, elle rentre à 2 heures de l'après-midi, taciturne et la figure renfrognée.

---

(1) Archives de Neurologie, 1899, p. 201.

Sans rien dire, elle va se coucher directement, ne répondant pas aux questions de ses voisines. Vomissements verdâtres fréquents. A 8 heures, les vomissements cessent, mais la malade présente de légères secousses convulsives plus marquées du côté droit. Si on l'interroge, elle montre par sa physionomie et des pressions de mains qu'elle comprend, mais ne peut parler. Chute des paupières.

Le 2 mai matin, on constate une hémiplégie droite avec anesthésie. Température 38°. Le 3, déviation de la tête et des yeux du côté gauche : température 39°2 à droite, 38°8 à gauche. Le 4, la tête et les yeux tournent brusquement à droite ; convulsions ; mort à 8 heures du matin.

A l'autopsie, méninges un peu épaisses. A la partie antérieure du lobe frontal gauche, on trouve un caillot de 3 centimètres de haut sur 4 centimètres de long, ayant dilacéré la substance cérébrale et faisant saillie sous les méninges molles. A la palpation du lobe frontal, on est frappé de son peu de consistance ; il se laisse profondément déprimer. A la coupe, toute la partie antérieure de l'hémisphère est creusée par un caillot qui a mangé la substance cérébrale depuis la partie antérieure de la troisième frontale jusqu'à la scissure de Rolando. Il s'étend en dehors jusqu'au niveau du corps calleux et en arrière vient dilacérer la capsule externe.

Observation VI

(Observation empruntée à M. Picot (1). Nous en donnons un simp¹

A. P..., âgé de 26 ans, présente une méningite tuberculeuse secondaire à une localisation pulmonaire.

Durant une première période, il existe une déviation con-

_____

(1) Picot. — Clinique médicale de 1872, p. 165.

juguée de la tête et des yeux à droite, avec impossibilité de les ramener à gauche volontairement. Raideur de la nuque et contracture du sterno-cléido-mastoïdien gauche.

Dans une deuxième période de courte durée, toute déviation cesse.

Enfin, dans une troisième et dernière période, il existe une déviation à gauche, avec, semble-t-il, un certain degré de parésie faciale inférieure et du membre supérieur droit. Cette déviation va en s'accentuant davantage. En effet, le jour où elle apparut, le malade, à force de volonté, pouvait encore, bien que difficilement, ramener un peu sa tête et ses yeux dans la position normale, mais, dès le lendemain, tout mouvement, soit de la tête, soit des yeux, lui était absolument impossible. Mort.

L'autopsie révèle, en outre des lésions ordinaires des méningites tuberculeuses, deux plaques siégeant, la première sur la scissure interpariétale avec son centre sur cette scissure, en arrière du sillon qui sépare le lobule pariétal inférieur du pli courbe. Son maximum d'épaisseur occupe ce dernier siège. La seconde apparaissait sur la moitié inférieure de la pariétale ascendante et empiétait, un peu en avant du sillon de Rolando, sur la moitié inférieure de la frontale ascendante. Elle était moins avancée que la première dans son évolution pathologique. Partout ailleurs, soit à la surface, soit dans la profondeur, cet hémisphère était sain.

Dans l'hémisphère droit, simple congestion des méninges avec quelques granulations le long de l'artère sylvienne.

Pas de lésion de la protubérance, du bulbe et du cervelet.

2° Cas où il existait une hemianopsie

OBSERVATION VII

(Observation 1 de M. Dufour)

J. P..., âgé de 64 ans, soigné au bastion 27, ancien syphilitique, alcoolique, a eu, au début de l'année 1903, une hémiparésie droite sans ictus, sans aphasie.

Le 11 janvier 1904, ictus apoplectique, suivi de coma et accompagné pendant six à sept heures : 1° de mouvements convulsifs du bras et de la jambe droite, et 2° de déviation conjuguée de la tête et des yeux du côté droit avec secousses épileptiformes.

Au bout de ce temps, le malade sort du coma profond, reprend un peu connaissance, quoique fortement obnubilé, et meurt le 19 janvier, ayant survécu à son attaque six jours, pendant lesquels nous avons pu l'étudier.

Le 11 et 12 janvier, température à 40°.

Le 13, 39°.

Le 14 et le 15, 37°8.

Le 16, 38°5.

Le 17, la température monte brusquement à 40°, le malade retombe dans le coma et meurt.

L'examen pratiqué pendant ces quelques jours montre qu'il y a de la paralysie du côté droit avec dysarthrie, mais pas d'aphasie motrice ni de surdité verbale. Il y a de l'hémianopsie homonyme droite et de la déviation conjuguée de la tête et des yeux à gauche. La tête, difficilement tournée du côté droit, reprend immédiatement sa première position. L'hémianopsie, malgré la demi-conscience du malade, a pu très facilement être mise en évidence de la façon suivante :

Si, en demandant à P... de boire, on lui présente un verre

de lait par la gauche, immédiatement il le saisit de la main gauche. Si on continue à mouvoir le verre dans le champ visuel de la gauche vers la droite, pour continuer à le voir et le saisir de la main gauche, le malade corrige la déviation de la tête et des yeux en les tournant vers la droite, puis reprend sa position initiale dès que le verre est sorti de la moitié gauche du champ visuel.

Si, au contraire, le verre est présenté par la droite, le même mouvement de préhension ne s'exécute avec la main gauche qu'au moment où l'on arrive dans la moitié gauche du champ visuel.

Dans la période du coma terminal, la déviation conjuguée des yeux avec rotation de la tête disparaît complètement.

Cerveau. — L'hémisphère droit, sur des coupes multiples, n'est atteint d'aucune lésion.

Le cervelet, le bulbe, la protubérance sont sains.

Hémisphère gauche (présenté à la Société de Neurologie). Coupe horizontale correspondant à la coupe n° 61 du *Traité d'anatomie des centres nerveux*, de M. Déjerine :

1° Foyer de ramollissement ocre jaune dans la couche optique venant effleurer le bras postérieur de la capsule interne :

2° Petit foyer de ramollissement à la partie antérieure et interne du centre ovale.

3° Ramollissement superficiel du lobe occipital ;

4° Deux gros foyers de ramollissement dans la substance blanche occipito-temporale, sectionnant, sur le côté externe de la corne occipitale du ventricule latéral, le faisceau longitudinal inférieur et les radiations optiques.

Pas de lésion du pli courbe.

Groupe III. — Déviations isolées de la tête ou des yeux

1° *Déviations de la tête seule.*

Observation VIII

(Observation VIII de M. Prévost)

Déviation de la tête du côté gauche, qui, d'ailleurs, n'a pas été durable ; pas de déviation des yeux, mais par moments du nystagmus.

Attaque d'apoplexie foudroyante ; chute, coma profond, abaissement de la température centrale ; hémiplégie droite qui s'aggrave les jours suivants, troubles variables des pupilles. Le jour de la mort, la tête est tournée à gauche.

Observation IX

(Observation XII de la thèse de M. Prévost)

Suzanne G..., 62 ans. Morte le 13 décembre 1864 à l'infirmerie de la Salpêtrière.

Cette femme était entrée à la Salpêtrière pour un carcinome utérin. Le 1er décembre, on s'aperçut d'une hémiplégie gauche qui n'avait offert aucun prodrome.

Face. — Tournée du côté droit, la malade regarde fixement de ce côté. Commissure labiale droite tirée un peu en haut. Langue déviée à gauche.

Membres. — Hémiplégie gauche complète avec résolution. Pas de mouvements réflexes. Sensibilité abolie. Température égale des deux côtés.

2 décembre. — Tête toujours tournée à droite ; la malade peut cependant la tourner à gauche. Quelques mouvements réflexes dans le côté paralysé.

3 décembre. — Coma ; mort.

Nécropsie. — Hémisphère droit : Ramollissement blanc pultacé, occupant une portion des lobes occipital et pariétal droits et pénétrant assez profondément. Couche optique et corps striés sains.

OBSERVATION X
(Observation XV de la thèse de M. Prévost)

Anne S..., 84 ans. Morte le 20 septembre 1865 à l'infirmerie de la Salpétrière.

Cette malade, depuis longtemps hémiplégique du côté gauche, fut prise, le 15 septembre 1865, d'une attaque d'hémiplégie droite subite, avec perte de connaissance. Flaccidité du membre inférieur, un peu de contracture du membre supérieur ; hémiplégie faciale légère ; tête tournée à gauche et difficilement ramenée à droite. La malade reste dans le même état, ne sort pas du coma et meurt le 20 septembre.

Nécropsie. — Hémisphère gauche : Ramollissement récent superficiel de la circonvolution marginale postérieure d'une partie de la surface du lobe postérieur.

Ramollissement récent d'une grande partie du noyau blanc du lobe frontal.

Plusieurs lésions anciennes sans importance.

2° *Déviation des yeux seuls.*

OBSERVATION XI
(Observation XX de la thèse de M. Prévost)

Jeanne-Constance B..., 70 ans. Morte le 15 juin 1865 à l'infirmerie de la Salpétrière.

Cette femme, depuis longtemps paralysée du côté droit et aphasique, est prise le 13 juin 1865 d'une attaque apoplectique.

Le 14 juin, à la visite, on constate : un carus complet avec perte de sensibilité des deux côtés et une paralysie des buccinateurs. Les yeux sont déviés à droite ; les pupilles sont égales et dilatées. Les membres supérieur et inférieur gauches sont paralysés et flaccides. Cette femme meurt dans la nuit du 15 au 16 juin, sans être sortie de son coma apoplectique.

Nécropsie. — Hémisphère droit : Ramollissement récent, pulpeux, rouge, de presque-toute l'étendue de cet hémisphère. Le ramollissement devient diffluent dans la partie postérieure du lobe occipital et le foyer communique avec le ventricule.

On remarque, en outre, un pointillé d'apoplexie capillaire situé sur l'une des circonvolutions frontales et sur le lobe de l'insula dont la substance est aussi ramollie.

Les parties profondes n'ont pu être examinées, car le cerveau a été conservé dans l'alcool à cause d'anciennes lésions de l'hémisphère gauche, intéressantes au point de vue de l'aphasie.

OBSERVATION XII

(Observation XXVIII de M. Prévost)

Attaque d'apoplexie. — Hémiplégie gauche avec flaccidité. — Yeux tournés à droite. — Mort en trois jours. — Vaste ramollissement du lobe droit, attaquant le corps strié.

Anne-Dauphine D..., 82 ans. Morte à l'infirmerie de la Salpêtrière le 1er juillet 1865.

Le 27 juin 1865, perte subite de connaissance ; hémiplégie gauche. Au bout d'une heure, la malade reprend un peu de connaissance. Flaccidité complète des membres gauches. Face déviée à droite, langue déviée à gauche. Les yeux sont tournés du côté droit et la malade paraît ne pas pouvoir les diriger à gauche.

20 juin. — Coma ; les yeux sont fermés ; si on les ouvre, on voit les prunelles tournées en haut et à droite.

1er juillet. — Mort.

Nécropsie. — Hémisphère droit : Ramollissement violacé occupant le lobule de l'insula, la partie postérieure des deuxième et troisième circonvolutions frontales, une portion de la marginale inférieure et le corps strié dans sa plus grande partie : la tête du corps strié est transformée en une boue sanguinolente.

Observation XIII

(Observation XXIX de Prévost)

Attaque d'hémiplégie gauche avec résolution. — Déviation énergique des yeux à droite. — Mort rapide. — Ramollissement du centre ovale et du corps strié droits.

Marie-Anne D.., 58 ans. Morte le 1er avril 1864 à l'infirmerie de la Salpêtrière (service de M. Vulpian).

Le 29 mars 1864, la malade, voulant se lever, est prise d'un étourdissement, tombe à terre, et, quand on la relève, on constate une hémiplégie gauche avec perte complète du mouvement ; la sensibilité est très émoussée.

Commissure labiale déviée à droite, paralysie du buccinateur gauche. Langue déviée à gauche.

Les yeux sont dirigés tous deux du côté droit ; lorsque la malade veut regarder du côté gauche, les deux iris ne peuvent dépasser le milieu des ouvertures palpébrales (il en est de même de l'un ou de l'autre œil, lorsqu'on ferme les paupières de l'autre). Elle ferme bien les paupières, pupilles égales.

Cet état s'aggrave progressivement ; la déviation des yeux subsiste et la malade succombe le 1er avril.

Nécropsie. — Comme lésions récentes de l'encéphale, on trouve : dans l'*hémisphère droit*, un ramollissement blanc du corps strié siégeant au niveau du noyau lenticulaire, s'arrêtant sur la limite qui sépare le corps strié de la couche optique, n'occupant pas le noyau caudé, mais se prolongeant dans la substance blanche en dehors du corps strié et devenant pultacé à ce niveau. La partie ramollie est infiltrée d'une grande quantité de liquide transparent.

OBSERVATION XIV

(Observation XLIII de Prévost)

Attaque d'hémiplégie droite avec flaccidité. — Déviation des yeux à gauche surtout les premiers jours. — Ramollissement du corps strié gauche.

Marguerite C..., 74 ans. Morte le 15 mai 1863. Salle Saint-Jean, infirmerie de la Salpêtrière.

Le 4 avril 1863, attaque d'hémiplégie droite sans perte de connaissance. Face déviée à gauche. Yeux portés tous les deux à gauche ; elle ne peut que fort imparfaitement les diriger à droite ; langue déviée du côté paralysé.

Paralysie complète des membres du côté droit ; le bras et la jambe retombent inertes ; légers mouvements réflexes du membre inférieur ; sensibilité conservée.

Les jours suivants, la paralysie sembla un peu diminuer, de même que la déviation des yeux.

23 avril. — Gangrène des extrémités supérieure et inférieure droites. Mort le 14 mai.

Nécropsie. — Corps strié gauche. Ramollissement blanc, sans trace de congestion, contenant un liquide laiteux. Ce ramollissement semble formé par la réunion d'une foule de petites lacunes ; il occupe la moitié postérieure du corps strié et siège exclusivement dans le noyau extra ventriculaire (len-

ticulaire) et la capsule interne ; il n'atteint pas le prolongement caudiforme du noyau caudé (intra-ventriculaire) ni la
capsule externe. La portion la plus interne du corps strié était
seule atteinte.

Pas de lésion des autres parties de l'encéphale.

Groupe IV — Déviations en sens opposé de la tête et des yeux

OBSERVATION XV

(Recueillie dans le service de M. le professeur Grasset, par M. Gaussel,
chef de clinique.)

Homme de 62 ans, qui, depuis quelque temps, présentait
des signes d'artério-sclérose.

Le 18 avril 1904, à dix heures du matin, il est pris d'un
vertige dans la rue et tombe sans connaissance. Transporté
dans une maison voisine, il reconnaît son fils, qui arrive environ dix minutes après, et lui confie son argent. Le premier
médecin appelé constate une hémiplégie gauche, lui donne un
purgatif et le fait entrer le soir même à l'hôpital, salle Bar-
thez, n° 3.

Le 19 avril, à la visite du matin. M. le professeur Grasset
constate :

1° Une hémiplégie gauche ; survivent seulement quelques
mouvements très limités des orteils, du cou de pied et du
genou ; le malade soulève à peine la cuisse ; le facial inférieur
est atteint (déviation de la commissure, il fume la pipe à gauche), ainsi que le facial supérieur (il résiste mal à l'ouverture
provoquée des paupières et ne peut pas fermer isolément l'œil
gauche, chose qu'il faisait très bien auparavant) ; la langue
est légèrement déviée à gauche.

2° Une hémianesthésie gauche très nette, moins accentuée

à la face, qui participe à ce trouble ; il y a astéréognosie à la main gauche ; l'ouïe est très diminuée à gauche ; l'odorat semble aboli des deux côtés,

3° Une hémianopsie gauche très nette ; cet homme ne voit pas les objets placés dans la moitié gauche du champ visuel.

4° Une paralysie du lévogyre oculaire ; les deux yeux sont constamment déviés à droite ; quand on sollicite le regard du malade vers la gauche, il les amène à la ligne médiane, mais ne la dépasse jamais.

5° Quant à la tête, l'interne de service, M. Rimbaud, l'a vue déviée à droite (comme les yeux) au moment de l'entrée du patient.

Le 19 avril, à la visite du matin, elle n'est déviée d'aucun côté et il en est encore ainsi jusqu'au 22 avril.

Le 23, elle est fortement déviée à gauche, tandis que les yeux restent tournés à droite. Si on prie le malade de tourner sa tête à droite, il déclare ne pas pouvoir le faire et avoir un torticolis qui l'en empêche ; si on essaie de porter soi-même la tête du sujet à droite, on ne le peut davantage ; cet homme proteste et déclare qu'on lui fait mal. « Je souffre beaucoup, j'ai un torticolis », répète-t-il.

Ces divers symptômes ont persisté jusqu'à la mort, survenue par coma dans la nuit du 28 au 29 avril : l'hémiplégie, l'hémianesthésie, l'hémianopsie gauches et la paralysie du lévogyre oculaire, du commencement à la fin (dix jours), la déviation de la tête à gauche du 23 à la fin (six jours).

Quant au psychisme, il a été variable tout le temps ; d'assez longues périodes de lucidité parfaite ont alterné au début avec quelques périodes d'excitation avec verbiage et optimisme, puis avec de longues périodes (de durée croissante) de sommeil et d'abattement.

Le pouls oscillait de 60 à 84, la tension de 19 à 20, la tem-

pérature de 37° à 38°4. Le malade avait de l'incontinence
d'urine et un peu d'albuminurie.

Le diagnostic porté fut : hémorragie cérébrale dans la moitié postérieure de la capsule interne.

A l'autopsie : grosse hémorragie occupant la couche optique et toute la partie correspondante de la capsule interne,
avec menace non réalisée de pénétration dans le ventricule.

OBSERVATION XVI

(Publiée par MM. Roussy et Gauckler. Reproduite dans la Revue neurologique, 1904, p. 763.)

Mme L...., âgée de 59 ans, est hospitalisée depuis un an à
la Salpêtrière pour une hémiplégie gauche ancienne, avec
contracture gauche remontant à plusieurs années et sur la
nature et le mode de début de laquelle nous n'avons aucun
renseignement.

Le 23 juin dernier, elle fut prise brusquement d'un ictus
dans la matinée et amenée immédiatement à l'infirmerie, où
nous l'examinons quelques heures après. Nous nous trouvons
en présence d'une femme obèse, plongée dans le coma, dont
le facies est congestionné, vultueux, et dont la respiration est
fréquente et stertoreuse. Un fait nous frappe immédiatement,
c'est la position de la tête, tournée à droite, alors que les yeux
regardent en haut et à gauche.

On peut ramener facilement la tête dans la position médiane, il n'y a donc pas de raideur du cou ; mais spontanément,
la malade retourne la face à droite et la maintient dans cette
position ; les yeux, pendant ces différents mouvements, regardent constamment à gauche. Nous n'avons pu, étant donné
l'état de coma profond dans lequel se trouvait la malade, déceler la présence ou l'absence d'hémianopsie, ni apprécier la

8

possibilité ou l'impossibilité de la correction de la déviation.

Nous constatons, en outre, une hémiplégie flasque complète et totale à droite. La face est légèrement déviée, la malade fume la pipe ; les membres supérieurs et inférieurs de ce côté sont en résolution complète ; les réflexes existent, mais sont faibles, le signe de Babinski est positif.

A gauche, les membres sont en contraction, le bras est en flexion, la main fermée faisant le poing, la jambe en extension ; les réflexes sont nettement exagérés ; on note enfin le signe des orteils en extension ; la trépidation épileptoïde est impossible à chercher, vu l'état de contraction du membre.

Les troubles de la sensibilité sont presque impossibles à apprécier ; à la piqûre profonde, on obtient, d'un côté comme de l'autre, un léger mouvement de défense.

La température est à 37°6.

Nous étions donc en présence d'une hémiplégie droite récente avec déviation en sens opposé de la tête et des yeux survenue chez une hémiplégique gauche ancienne.

Les jours suivants, 26, 27 et 28 juin, la déviation opposée des yeux et de la tête persiste, ainsi que l'état comateux ; la température monte à 39°, et la malade meurt le 29.

Nécropsie (27 heures après la mort). — Dans l'hémisphère gauche, les coupes horizontales parallèles montrent qu'il existe un foyer hémorragique récent, gros comme une noix, ayant détruit le tiers externe du thalamus, le tiers postérieur du segment postérieur de la capsule interne et empiétant sur le noyau lenticulaire.

Dans le cerveau droit, on trouve un foyer de dégénérescence secondaire, dans le tiers postérieur du segment postérieur de la capsule interne et empiétant sur la couche optique.

Observation XVII

(Observation LII de Prévost)

Attaque apoplectique. — Hémiplégie droite avec flaccidité. — Rotation de la tête et des yeux à droite. — La face se tourne ensuite du côté gauche. — Ramollissement du côté gauche de la protubérance.

Marie M..., 70 ans. Morte le 27 avril 1867 à la Salpêtrière.

Cette malade entre le 22 avril à l'infirmerie ; on s'est aperçu depuis deux jours qu'elle ne mange pas et qu'elle offre de la faiblesse dans le membre supérieur droit. On ne constate que de la stupeur et de l'exagération de température, surtout du côté droit, mais pas de paralysie. Face jaune, abattement.

Le 25, pour la première fois, l'hémiplégie avec flaccidité du côté droit devient nette. La malade fume la pipe du côté droit; la langue est déviée à droite.

Les yeux et la face sont tournés à droite, sans raideur du cou.

26 avril. — Les yeux sont dirigés à droite, avec nystagmus. La face est tournée du côté gauche. Même état, du reste.

Le soir, la tête est tournée à gauche, les yeux tournés un peu à droite. Nystagmus.

Paralysie complète du bras ; l'hémiplégie faciale a aussi augmenté.

27 avril. — Agonie. Face tournée fortement à gauche.

Elle succombe dans la journée.

Nécropsie. — Protubérance. On observe du côté gauche, dans l'étage moyen, mais, près de la face inférieure, un petit ramollissement caractérisé par une simple diffluence du tissu, sans grand changement de couleur.

Groupe V. — Cas où le malade ne peut ramener ses yeux au-delà de la ligne médiane

Marie C..., 62 ans. Morte le 2 février 1866 à l'infirmerie de la Salpêtrière.

Cette femme, qui était sujette aux étourdissements, est frappée le 31 janvier 1866 d'une attaque d'hémiplégie gauche incomplète ; les traits sont déviés vers la droite.

La tête est entraînée en rotation vers la droite ; si on lui dit de l'incliner du côté opposé, elle n'obéit pas et on est forcé de la diriger.

Les yeux sont déviés tous les deux à droite et ne paraissent pas pouvoir se tourner à gauche. Les paupières sont ouvertes, moins celle du côté gauche que celle du côté droit. La pupille gauche est plus dilatée que la droite.

Vers midi, la malade s'est levée seule pour aller à la selle, mais n'a pu remonter seule dans son lit.

Dans la soirée, la malade est plus absorbée ; elle peut exécuter quelques mouvements. La paupière gauche est close, la droite restant ouverte, mais en touchant la gauche, elle se relève incomplètement. Elle fume un peu la pipe.

1er février. — Râles d'agonie. Les paupières sont fermées ; quand on excite la malade, elle les ouvre et l'on constate que la pupille gauche est plus large que la droite et que les yeux sont encore déviés tous deux du côté droit. L'hémiplégie gauche a augmenté ; il y a, de plus un peu de contracture.

La tête n'est plus entraînée en rotation vers la droite et repose à peu près droite sur l'oreiller. La malade meurt le 2 février.

Nécropsie. — Hémisphère droit : ramollissement récent, blanc, un peu rougeâtre par places, limité en avant par la scissure de Rolando et se prolongeant jusque sur le lobe postérieur. En profondeur, ce ramollissement paraît ne pas dépasser la substance grise. Aucune altération des autres parties de l'encéphale.

OBSERVATION XIX

(Observation XXII de Prévost)

Apoplexie.— Hémiplégie gauche avec flaccidité.— Rotation passagère de la tête et des yeux à droite avec raideur du cou. — Ramollissement étendu de l'hémisphère droit comprenant le corps strié.

Marie F..., 84 ans. Morte le 17 février 1865 à l'infirmerie de la Salpêtrière.

Cette femme, qui était déjà venue plusieurs fois à l'infirmerie pour des bronchites, présente un emphysème pulmonaire très considérable avec complication de bronchite aiguë. Accès violents de dyspnée. Cœur sain. Elle ne signale aucune hémiplégie ancienne.

Le 15 février 1865, la malade qui avait bien dormi pendant toute la nuit, se plaint ce matin, à huit heures et demie, de ressentir des étourdissements ; elle dit qu'*elle ne voit pas clair et qu'elle n'a pas sa raison*. Elle n'a pu manger ce matin. On ne constate rien de particulier ; pas de paralysie.

À neuf heures, attaque apoplectique. Hémiplégie gauche avec flaccidité des membres. La face est déviée à droite ; il y a paralysie du buccinateur gauche ; la langue est très embarrassée ; elle ne peut la sortir de la bouche ; on comprend à peine ce qu'elle dit.

Les yeux sont tous les deux portés à droite, et ce n'est qu'à

grand'peine qu'elle les tourne un peu du côté gauche ; les pupilles qui sont égales ne dépassent pas alors le milieu des ouvertures palpébrales. La tête est penchée aussi, de même que
les yeux, du côté non paralysé. Elle regarde toujours à droite
et l'on ne peut la faire tourner à gauche.

16 février. — L'état s'aggrave ; la déviation oculaire subsiste. L'intelligence est encore conservée.

17 février. — Résolution générale et coma. Les yeux ne sont
plus déviés. Pupilles un peu contractées, égales.

Mort à dix heures du matin.

Nécropsie. — Comme lésion récente, on trouve dans l'hémisphère droit, les lobes moyen et postérieur ramollis super-
ficiellement au niveau de leurs faces latérales. A la coupe, on
constate un ramollissement pulpeux du tiers postérieur de
l'hémisphère. Le corps strié offre un ramollissement récent,
s'étendant jusqu'à la partie externe de la couche optique, qui
est saine, et passant au-dessous d'elle.

Dans *l'hémisphère gauche*, un ramollissement superficiel
récent siégeant en arrière de la scissure de Sylvius. Les parties profondes sont saines.

OBSERVATION XX

(Observation de Prévost)

Attaque d'hémiplégie gauche avec flaccidité. — Mort en deux jours. — Rota
tion énergique et permanente de la tête et des yeux à la droite.—Ramollissement étendu de l'hémisphère droit, attaquant le corps strié.

Nicole F..., 77 ans. Morte le 6 décembre 1805 à l'infirmerie
de la Salpêtrière (service de M. Vulpian).

Cette malade qui marchait bien la veille, fut prise, le 4 décembre 1805, d'une attaque apoplectique subite, sans perte
de connaissance.

A son entrée à l'infirmerie, on constate une hémiplégie gau-

che avec flaccidité des membres. La bouche est tirée à droite,
la commissure gauche abaissée, la langue non déviée. Déviation de la tête et des yeux du côté droit. Quand la malade regarde du côté gauche, les iris ne peuvent dépasser le milieu
des ouvertures palpébrales.

La sensibilité est très affaiblie.

L'état s'aggrave les jours suivants, et elle meurt le 6 décembre.

Elle a conservé jusqu'à la fin une tendance à la déviation
des yeux du côté droit et la demi-rotation de la tête à droite.
quoique à un degré moins prononcé qu'au début.

Nécropsie. — Comme lésions récentes de l'encéphale :

Hémisphère droit. : au niveau de la partie postérieure de la
troisième circonvolution frontale, tache d'apoplexie capillaire
d'un diamètre d'environ deux centimètres, mais ne s'enfonçant
pas en profondeur.

Ramollissement pulpeux récent, imbibé de sang, formant
une bouillie rouge qui occupe le corps strié (partie postérieure
et intra-ventriculaire) et qui se prolonge en dehors jusqu'à la
partie postérieure de l'insula, atteignant une plaque jaune qui
se trouve à ce niveau.

OBSERVATION XXI

(Observation XXXIII de Prévost)

Hémiplégie gauche sans attaque nette. — Contraction du bras. — Rotation de
la tête et des yeux à droite. — Mort en sept jours. — Foyer hémorragique
du centre ovale droit rompu dans le ventricule latéral.

Hélène-Françoise C..., 71 ans. Morte le 30 juillet 1863 à l'infirmerie de la Salpétrière.

Le 23 juillet, à la visite, cette malade, qui, depuis la veille,
est plus assoupie que d'habitude, présente une hémiplégie
gauche avec contracture du membre supérieur et résolution

du membre inférieur. Pas de déviation des traits. La tête est un peu renversée en arrière, la face légèrement tournée à droite ; elle ne peut la tourner tout à fait à droite et pas du tout à gauche. Les yeux ouverts sont dirigés en face un peu à droite ; elle peut porter les cornées à droite, mais ne peut pas leur faire dépasser la ligne médiane des ouvertures palpébrales dans le mouvement de droite à gauche ; pupilles égales ; elle peut fermer les paupières ; la vue est conservée.

27 juillet. — Même état de la tête et des yeux ; résolution du bras.

28. — La tête est penchée à droite ; la malade se plaint quand on veut la redresser. Les yeux se meuvent un peu, mais ne se tournent pas à gauche.

29. — Même état. Les yeux regardent à droite ; la tête est tournée à droite avec contracture.

Mort le 30.

Nécropsie. — Hémisphère droit : vaste foyer hémorragique siégeant dans le centre ovale de Vieussens, situé à peu près au niveau de la réunion du quart postérieur avec les trois quarts antérieurs de l'hémisphère droit. Ce foyer paraît avoir le volume d'un œuf de poule.

La substance, qui forme paroi, est dilacérée, contondue, et, dans une épaisseur de quelques millimètres, elle présente un nombre considérable de macules noires d'apoplexie capillaire. Le foyer contient du sang en caillots noirâtres et mous ; il s'est ouvert largement par sa partie inférieure dans le ventricule latéral droit, et l'on trouve tous les ventricules remplis de caillots tout à fait semblables à ceux du foyer lui-même.

Observation XXII

(Observation XLII de Prévost)

Charlotte F..., 72 ans. Entrée le 23 septembre 1867 à la Salpêtrière. Quelques prodromes : vertiges.

2 octobre. — Hémiplégie gauche avec flaccidité, incomplète les premiers jours. Légère hémiplégie faciale gauche ; elle fume la pipe légèrement du côté gauche. Tête penchée sur l'épaule gauche avec un peu de raideur du muscle sterno-cléido-mastoïdien gauche.

Yeux toujours dirigés vers le côté droit ; elle ne peut suivre le doigt qu'on lui montre du côté gauche.

Pas de différence de température d'un côté à l'autre.

3 octobre. — Plusieurs fois on l'a trouvée en travers de son lit, les pieds à gauche, la tête à droite (vestiges de translation).

Même attitude de la face et des yeux.

4 octobre. — Les yeux tournés vers la droite ne paraissent pas pouvoir être dirigés à gauche ; la paupière gauche est un peu tombante ; pupille droite plus contractée que la gauche.

5 octobre. — On a constaté les mêmes déviations. Mort à cinq heures du soir.

Nécropsie. — Oblitération incomplète de la sylvienne droite, athéromateuse. Ramollissement limité, récent, occupant la substance blanche située au-dessus de la capsule interne, au-dessus et en dehors de la partie intra-ventriculaire du corps strié et à peu près à l'union du tiers postérieur avec les deux tiers antérieurs de ce noyau.

OBSERVATION XXIII

(Communiquée à la Société de Neurologie par MM. Brissaud et Péchin, publiée dans la Revue Neurologique du 30 juin 1904)

Le nommé J..., âgé de 77 ans, entre à l'hôpital (Hôtel-Dieu) dans le service de M. le professeur Brissaud, le 16 mai 1904. Deux jours avant, il avait eu un ictus avec perte complète de connaissance.

Paralysie de la moitié gauche de la face, bouche déviée à droite, impossibilité de siffler. Le côté droit de la face est tiré, contracté ; le côté gauche est tendu, immobile. Le jour de l'entrée, on ne peut affirmer l'existence de l'hémiplégie, mais celle-ci est constatée à gauche le 21 mai.

La sensibilité générale est conservée. La recherche des autres modes de sensibilité ne donne pas de renseignements précis.

Pas de réflexes plantaires.

Le malade bafouille, a de la peine à parler. Pas de délire. Le jour de l'entrée, la température est de 37°. Elle s'élève à 39°5 le 19 mai. Pouls régulier 120. Quelques faux pas. 50 respirations par minute. Les yeux sont déviés à droite ; ils peuvent être ramenés du côté gauche jusqu'à la ligne médiane qu'ils ne peuvent pas dépasser. Les yeux paraissent également ouverts. Le malade a paru une fois remarquer une lumière placée dans le champ visuel droit et ne pas l'apercevoir dans le champ visuel gauche. L'épreuve a été renouvelée sans résultat permettant d'affirmer l'hémianopsie. La tête est un peu inclinée à droite, mais sans effort, sans douleur, elle peut être ramenée à gauche où elle se maintient. Pas d'inégalité pupillaire. Le réflexe lumineux existe. La réaction à l'accommodation est incertaine.

Le 21 mai, escarre fessière. La respiration est régulière, mais stertoreuse. La température s'élève à 41°. Mort.

Sa fille nous a appris que trois fois déjà son père était tombé en perdant connaissance.

OBSERVATION XXIV

(Due à M. Gaussel, chef de clinique, service de M. le professeur Grasset)
Hémiplégie gauche avec hémianesthésie, paralysie du lévogyre gauche et hémiatrophie du même côté, hémiatrophie de la langue.

François J..., âgé de 66 ans, maçon, entré le 15 novembre 1904 à l'Hôpital suburbain, salle Fouquet, n° 7, pour une hémiplégie datant de quatre jours.

Antécédents personnels. — Il y a six ans, ce malade a eu une hémiplégie droite, pour laquelle il a été soigné à l'hôpital et dont il a rapidement guéri. Il a pu reprendre son tra vail comme par le passé, sans ressentir aucun effet fâcheux de cet accident, lequel aurait nécessité seulement une quinzaine de jours d'hôpital, au dire du malade...

Alcoolique, mais s'était toujours bien porté avant l'hémi plégie dont il vient d'être question.

La maladie actuelle remonte au 11 novembre (quatre jours avant son entrée à l'hôpital) ; elle a laissé ses facultés intellec tuelles intactes ; aussi pouvons-nous avoir un récit exact des phénomènes qui ont marqué son début.

Le 11 novembre, en se levant, il éprouve un vertige, tombe, perd connaissance et ne peut se relever ; on le couche ; il reste sans connaissance pendant six heures. Il sort de cet état com plètement paralysé du côté gauche ; aucun mouvement n'est possible.

Au moment où nous le voyons pour la première fois, le 15 novembre, nous constatons :

Paralysie complète et totale de tout le côté gauche, face comprise ; les membres retombent lourdement sur le lit quand on les soulève et sont incapables d'aucun mouvement.

A la face, il existe une légère déviation des traits à droite, les rides du front sont moins marquées à gauche ; la paralysie est très apparente quand le malade parle, grimace, fronce les sourcils... Il ne peut pas siffler, il ne ferme pas les yeux isolé ment (ce qu'il faisait avant la paralysie).

La langue est déviée du côté gauche. La tête n'est pas dé viée latéralement et se meut facilement à gauche ou à droite ; les yeux au repos regardent franchement à droite ; si on dit au malade de suivre du regard un objet qui se dé place vers la gauche, les yeux dépassent la ligne médiane

avec peine et l'on sent qu'il faut un effort pour les maintenir
dirigés vers la gauche ; le malade ne peut regarder plus de
quelques secondes vers la gauche et ses yeux se tournent de
nouveau à droite, ce qui est leur attitude habituelle. Il y a
donc une parésie marquée du lévogyre.

De plus, il y a de l'hémianopsie gauche absolue ; le malade
ne voit rien de ce qui se trouve dans la moitié gauche de son
champ visuel ; la chose est tellement précise et l'analyse si
facilitée par les réponses du malade que la mensuration au
campimètre est inutile.

Avec l'hémianopsie coexiste une hémianesthésie de tout le
côté gauche du corps. La sensibilité est diminuée dans tous
ses modes. Le sens des attitudes est conservé pour le côté du
corps paralysé ; il y a cependant un peu de stéréognosie de
la main gauche.

Les réflexes tendineux sont très exagérés du côté gauche
et normaux à droite. Il ne paraît rien rester de ce côté de l'ancienne hémiplégie. L'exagération des réflexes à gauche porte
sur le membre supérieur comme sur le membre inférieur. On
ne constate pas le signe des orteils (signe de Babinski) du
côté gauche. Les réflexes pupillaires sont normaux.

L'intelligence et la mémoire sont parfaitement conservées.

Les autres sens ne présentent rien d'intéressant.

Nous avons pu suivre pendant quelque temps l'évolution
des symptômes que présentait le malade au moment de son
entrée.

Son hémiplégie ne s'est nullement améliorée ; aucun mouvement n'était revenu après un mois ; l'hémianesthésie per-
sistait du côté gauche et l'exagération des réflexes était aussi
marquée. La déviation habituelle des yeux à droite a été notée
pendant tout le temps que nous avons pu observer le malade ;
l'hémianopsie gauche a persisté également ; quand le malade

voulait regarder à gauche, il tournait la tête de ce côté, il amenait ses yeux vers la gauche, mais ne pouvait les tenir longtemps dans cette position.

La paralysie du lévogyre ne faisait aucun doute.

Le 10 janvier, l'état est le même au point de vue de la motilité, de la sensibilité et des phénomènes oculaires.

15 avril. — Actuellement, le malade présente une paralysie complète du membre supérieur gauche ; la motilité est un peu revenue au membre inférieur.

L'hémianopsie gauche est aussi complète qu'au premier jour ; il existe une déviation à peine perceptible des yeux à droite, tandis que la tête est assez fréquemment tournée vers la gauche très légèrement ; il semble que le malade, dans l'impossibilité de maintenir ses yeux dans une position qui lui permette de voir en face de lui, prenne une attitude compensatrice par rotation de la tête.

Observation XXV

(Observation II de M. Dufour. « Revue Neurologique », 1901, p. 334)

R..., 67 ans, ébéniste, entré le 3 avril 1903 au bastion 27, a présenté à plusieurs reprises des accidents de petite urémie et de ramollissement cérébral.

Examen le 24 février 1904 : affaiblissement intellectuel très prononcé voisin de la démence ; rire et pleurer spasmodiques ; le malade ne peut se tenir debout. A droite, le réflexe rotulien est plus fort qu'à gauche ; des deux côtés les réflexes sont exagérés. Le malade s'exprime difficilement ; la voix est explosive saccadée ; rien aux yeux. A l'auscultation du cœur, arythmie et bruit de galop ; pointe du cœur abaissée ; les urines sont albumineuses.

Le 2 février 1904, au cours d'une recrudescence d'urémie, déviation conjuguée de la tête et des yeux vers le côté gauche, hémianopsie homonyme droite.

Les objets présentés du côté droit ne sont pas vus et ne peuvent être pris par le malade, qui fait très bien comprendre qu'il les aperçoit dès qu'ils entrent dans la moitié gauche du champ visuel.

Il n'y a pas de surdité verbale. Impossibilité de savoir s'il y a cécité verbale. Le malade peut à peine corriger sa déviation, les yeux ouverts ; il y arrive plus aisément pour la tête, les paupières étant fermées : mais, même ainsi, les pupilles ne dépassent pas la ligne médiane.

L'audition est affaiblie, mais égale des deux côtés.

Le 5 février l'hémianopsie est moins étendue et la déviation conjuguée de la tête et des yeux est également moins marquée ; malheureusement l'état du malade ne permet pas de donner, avec le campimètre une mesure exacte de la diminution de l'hémianopsie.

Le 6 février, l'hémianopsie a disparu et également la déviation conjuguée des yeux avec rotation de la tête.

Depuis le 31 janvier le malade avait été repris des symptômes urémiques, le taux des urines ayant diminué, l'albumine ayant augmenté ; rythme respiratoire de Cheynes-Stokes. Les bases des poumons sont congestionnées ; la température s'élève aux environs de 38°.

Pour la main gauche le dynamomètre marque 5 kilogrammes de pression ; pour la main droite, 7 kilogrammes.

Le 8 février coma profond ; pression artérielle, 12 ; le malade meurt dans la matinée.

Autopsie. — Cœur : ventricule gauche très hypertrophié, paroi du ventricule, deux centimètres et demi d'épaisseur.

Reins petits kystiques, scléreux, avec des infarctus ; capsules surrénales volumineuses.

Le foie et la rate sont petits et sclérosés.

Infarctus dans le poumon gauche.

Cerveau : hémisphère droit : ramollissement de la partie antérieure du pôle frontal ; foyers de ramollissement au niveau de la couche optique et du noyau lenticulaire.

Hémisphère gauche : ramollissement presque total du pôle frontal, du pôle occipital ; ce dernier est particulièrement diffus ; le pôle occipital en entier s'effrite ; foyers multiples de ramollissement dans le noyau lenticulaire. Pas de lésion du pli courbe.

Groupe VI.

Observation XXVI

(Déviation conjuguée de la tête et des yeux sans hémianopsie)

X... entre à l'hôpital (service de M. le professeur Grasset), en janvier 1905.

Il y a dix-huit jours, il a été pris d'une attaque apoplectique suivie d'hémiplégie avec déviation conjuguée de la tête et des yeux.

L'hémiplégie est complète à gauche ainsi que l'hémianesthésie ; la face est déviée ; les yeux et la tête regardent du côté opposé à la paralysie. Le malade voit les objets situés dans les deux champs visuels, il n'y a donc pas d'hémianopsie. L'acuité est la même à droite et à gauche. Le malade peut tourner la tête dans tous les sens, mais la résistance à opposer pour empêcher sa rotation vers les membres paralysés est faible et traduit un certain degré de parésie.

La course latérale des globes oculaires pr t s'opérer à droite et à gauche, mais l'immobilisation un peu prolongée dans les positions extrèmes permet de constater une fatigue plus rapide du côté opposé à la déviation ; lentement en effet on voit les yeux revenir à leur attitude de repos.

Le réflexe palpébral n'existe pas à gauche.

Les symptômes ont régressé lentement. La motilité est peu à peu revenue par segments d'abord à la jambe, puis au bras.

La parésie du céphalogyre s'est atténuée et la déviation a subi une rétrocession parallèle.

Les yeux ont simultanément regagné leur attitude normale après une période assez longue de déviation conjuguée, mais leur état pathologique a surpassé en durée celui de la tête.

A la date du 1ᵉʳ mars, les yeux avaient encore un peu de tendance à se dévier à droite, tandis que la tête était dans sa position normale.

Quand le malade doit tenir ses yeux parallèles à son plan antéro-postérieur pour regarder en face de lui d'une façon distincte il prend une attitude caractérisée par la déviation de la tête du côté de la paralysie. C'est une attitude de compensation, la tête réparant par son déplacement le déficit moteur de l'oculogyre, celui-ci étant incapable de maintenir les yeux dans le plan sagittal.

Pas de réflexe palpébral à gauche.

La déviation a cessé vers le 15 mars. A cette date on ne retrouve aucune trace de réflexe palpébral à gauche. L'acuité visuelle est toujours la même pour les deux yeux, dans les deux champs visuels.

10 avril. — Le malade commence à marcher ; son membre supérieur a recouvré quelques légers mouvements ; la sensibilité est entièrement revenue.

Le réflexe palpébral n'existe pas encore à gauche.

Dans cette observation il faut signaler principalement la

production de syndrome de Prévost, sans que jamais on ait
constaté d'hémianopsie ; en second lieu la longue durée de la
déviation sans suppression des fonctions centripètes optiques ;
en troisième lieu, l'attitude de compensation que prend le malade au moment où la rotation de la tête s'effectuant sans difficulté manifeste, les rotateurs latéraux des yeux n'ont pas entièrement reconquis leur puissance motrice ; enfin l'absence
de réflexe palpébral à gauche, même assez longtemps après
disparition complète de la déviation.

OBSERVATION XXVII

(Déviation conjuguée de la tête et des yeux sans hémianopsie)

Léontine G.., 23 ans, entre à l'hôpital le 5 janvier 1905.
Cette malade était à la clinique d'accouchements depuis quelque temps et on avait diagnostiqué une cardiopathie latente.

Le 4 janvier, seize jours après ses couches, tout d'un coup,
dans la matinée, elle perd connaissance pendant un quart
d'heure et se trouve paralysée du côté gauche.

A la visite du 5 janvier, on constate une déviation conjuguée
de la tête et des yeux à droite ; difficilement la malade ramène
ses yeux à gauche au-delà de la ligne médiane, mais ne peut
les maintenir dans cette position.

Il n'y a pas d'hémianopsie.

Paralysie du facial supérieur et du facial inférieur, la langue est déviée à gauche.

Au membre supérieur gauche, paralysie flasque avec exagération des réflexes et conservation à peu près complète de
la sensibilité. Le membre inférieur gauche présente également
une paralysie flasque complète avec exagération du réflexe
rotulien, un peu de trépidation épileptoïde ; pas de danse de

la rotule, pas de Babinski ; conservation de la sensibilité.

Pas de troubles sphinctériens.

Rétrécissement mitral et insuffisance ayant amené l'embolie qui a déterminé la paralysie.

10 janvier. — Pas de déviation de la tête ; les yeux sont encore un peu déviés.

12 janvier. — Les yeux sont déviés à droite, mais peuvent être ramenés à gauche, sans toutefois se maintenir longuement dans cette position. Il n'y a pas d'hémianopsie.

29 janvier. — La déviation a presque entièrement disparu ; on remarque simplement quelques secousses nystagmiformes.

8 février. — La déviation oculaire a cessé.

Le 10 février, le réflexe palpébral n'avait pas encore reparu dans le champ visuel gauche. Il ne s'est produit que très tardivement, d'abord presque imperceptible puis de plus en plus manifeste, mais sans rapport aucun avec la déviation des yeux, puisque, à la date du 6 mars, il était encore moins prononcé dans le champ visuel gauche.

Actuellement (25 avril), il est revenu à la normale.

Remarque. — Persistance de la déviation oculaire sans hémianopsie et absence prolongée du réflexe palpébral dans le champ visuel opposé à la déviation longtemps après la disparition de l'attitude oculaire.

Groupe VII.

OBSERVATION XXVIII

Déviation conjuguée de la tête et des yeux avec hémianopsie. — Persistance de l'hémianopsie et disparition de la déviation.

Joseph N..., 46 ans, entre à l'hôpital le 25 janvier 1905, salle Combal, dans le service de M. le professeur Carrieu. A la suite d'un ictus, il présente une hémiplégie gauche, hémianesthésie gauche, hémianopsie gauche avec déviation conjuguée de la tête et des yeux à droite. Paralysie faciale avec déviation de la face ; langue déviée légèrement.

Le malade comprend assez bien ce qu'on lui dit et répond à toutes les questions qu'on lui pose.

Les yeux dépassent la ligne médiane, mais leur course dans le sens opposé à la déviation présente une certaine difficulté ; ils se maintiennent difficilement du côté gauche, où ils n'atteignent pas tout à fait leur maximum de déplacement habituel.

28 janvier. — L'hémiplégie persiste, la sensibilité est en partie revenue. L'hémianopsie est toujours complète.

Il existe toujours de la déviation conjuguée de la tête et des yeux à droite, mais elle est moins marquée qu'au jour de l'entrée du malade à l'hôpital.

Le malade peut mouvoir volontairement sa tête vers la gauche sans grande difficulté apparente. La parésie devient évidente dès que l'on s'oppose à ce mouvement, et que l'on répète la même expérience du côté opposé. Le résultat est le même, si, le malade immobilisant sa tête dans son attitude déviée, on tente de la ramener vers la ligne médiane ; on se rend parfaitement compte que la force musculaire est conservée pour la rotation à droite, alors que la même expérience du côté opposé montre une diminution notable de la puissance des muscles qui font la rotation à gauche.

Les yeux peuvent être ramenés à gauche ; mais le malade a de la difficulté à les maintenir dans cette position.

Le réflexe palpébral existe dans le champ visuel droit.

L'occlusion des paupières, après avoir ramené la tête dans le plan médian ne donne pas de résultat précis.

L'ouïe est identique des deux côtés.

4 février. — La motilité est à peu près nulle dans le membre inférieur, nulle dans le membre supérieur. La face est toujours déviée. La déviation conjuguée de la tête et des yeux à droite existe, bien que moins prononcée. Parésie des rotateurs de la tête à gauche plus légère qu'à la date du 28 janvier. De même pour l'oculogyre.

Réflexe palpébral dans le champ visuel droit.

Même résultat douteux dans la recherche du changement d'attitude de l'œil par l'occlusion des paupières.

Hémianopsie complète.

7 février. — Hémianopsie complète. La sensibilité est à peu près revenue ; l'hémiplégie ne régresse pas, sauf un peu au membre inférieur. Parésie des rotateurs de la tête très diminuée ; atténuation de la parésie du lévogyre. Les yeux sont encore déviés. Par moment le malade prend une position qui amène sa tête légèrement à gauche ; il semble que, ne pouvant aussi facilement maintenir ses yeux dans le plan sagittal, ou au-delà, il compense ce déficit par une correction céphalique lui permettant de voir en face ou du côté de son hémianopsie ; cette attitude est très passagère.

Réflexe palpébral à droite.

Même résultat douteux dans la recherche du changement d'attitude de l'œil par occlusion des paupières.

10 février. — Mêmes constatations avec cependant progrès dans la motilité de la tête et des yeux, et régression presque totale de la déviation.

L'ouïe est identique des deux côtés comme précédemment.

2 mars. — L'hémianopsie est toujours absolue, mais la déviation n'est pour ainsi dire plus apparente.

La sensibilité est revenue, mais la motilité ne s'améliore que faiblement.

Le malade quitte l'hôpital (1).

Cette observation est intéressante et à rapprocher de l'observation XXIV, parce que nous avons vu la déviation s'atténuer et même pourrions-nous dire, disparaître, sans aucun changement dans l'hémianopsie.

———

(1) Nous avons revu ce malade à la date du 16 mai. Il n'a plus de déviation, mais l'hémianopsie a persisté aussi complète qu'au début.

BIBLIOGRAPHIE

ALAMAGNY. — Du rôle moteur du centre visuel cortical. Thèse de Lyon, 1903.

ALLEN STARR. — Voir Charcot et Pitres : Centres moteurs corticaux chez l'homme.

ASTROS (D'). — Revue de médecine, 1894.

BABINSKI. — Gazette des hôpitaux.

BAUD. — Semaine médicale, 13 janvier et 4 mai 1904.

BONNIER (Pierre). — Les sens des attitudes, 1904.

BRISSAUD et PÉCHIN. — Communication à la Société de neurologie de Paris et Revue neurologique, 30 juin 1904.

BRISTOWE. — Brain, 1891.

BROADBENT. — Medical Times and Gazette, 1872.

CHARCOT et PITRES. — Revue mensuelle de médecine et de chirurgie, 1877, 1878, 1879. Centres moteurs corticaux chez l'homme (Bibliothèque Charcot-Debove, 1895).

CROQ. — Rapport au Congrès de Limoges, 1901, et Revue neurologique, 1901.

DEBRAY. — Journal de neurologie, 5 mars 1905.

DEJERINE et ROUSSY. — Société de neurologie, décembre 1904 et Revue neurologique, 15 février 1905.

DESCLAUX — Thèse de 1903.

DESNOS. — Société médicale des hôpitaux, 1873.

DUFOUR. — Société de neurologie, 3 mars 1904, et Revue neurologique, 1904.

FÉRÉOL. — Société médicale des hôpitaux, 1873.

FOVILLE. — Société anatomique, 1858.

GRASSET. — Montpellier médical, juin 1879.

— Société de neurologie, 5 juillet 1900.

—   Semaine médicale, 18 mai 1904.
—   Revue neurologique, 15 juillet 1904.

GRASSET et GAUSSEL. — Revue neurologique, 1905.

HALLOPEAU. — Archives de physiologie, 1870.

HÉDON. — Précis de physiologie. Bibliothèque Testut.

HENSCHEN. — Voir Charcot et Pitres. Centres moteurs corticaux chez l'homme.

JOLLY. — Neurologisches Centralblatt, 1891.

LANDOUZY. — Contribution à l'étude des convulsions et des paraly-sies liées aux méningo-encéphalites fronto-pariétales. Thè-se de Paris, 1876.

—   Mémoire communiqué à la Société anatomique de Paris le 18 avril 1879, publié dans le Progrès médical, septem-bre 1879.

MIRALLIÉ et DESCLAUX. — Société de neurologie, 4 juin 1903, et Revue neurologique, 1903.

MORAT. — Traité de Physiologie de Morat et Doyon, 1902.

MURRI. — Origine della deviazione oculo-cefalica e della rigidità musculare precoce nelle malattie cerebrali. Rev. critica di clinica medica, et 24 nov., 1er et 8 déc. 1900.

PARINAUD. — Archives de neurologie, 1883.

PERSONALI. — Reforma medica, juin 1899 (Gazette hebdomadaire de médecine et de chirurgie, 1899).

PICOT. — Cliniques médicales. Bordeaux, 1892, t. II.

POUMEAU. — Thèse de Paris, 1866.

PREVOST et COTARD. — Etudes physiologiques et pathologiques sur le ramollissement cérébral (Mémoire de la Société de bio-logie, 1865, et Gazette médicale de Paris, 1866).

PREVOST. — Thèse de Paris, 1868.

—   Mémoire dans le volume jubilaire de la Société de biologie, 1899.

RAYMOND. — Clinique des maladies du système nerveux, t. III, t. IV, t. VI.

RICKARDS. — British medical journal, 1886.

ROUSSY et GAUCKLER. — Société de neurologie, 9 juillet 1904, et Revue neurologique, 30 juillet 1904.

ROUX. — Double centre d'innervation corticale oculo-motrice. Ar-chives de neurologie, 1899.

Touche. — Revue neurologique, 1902.

Vialet. — Thèse de Paris, 1893.

Von Monakof. — Gehimpathologie. Vienne, 1897.

Vulpian. — Revue des cours scientifiques, 1865. Leçons sur la physiologie du système nerveux. Paris, 1866.

Wernicke. — Archiv für Psychiatrie und Nervenkrankheiten, 1899, t. XX.

Wilson. — Société de neurologie, 7 janvier 1904, et Revue neurologique, 1904.

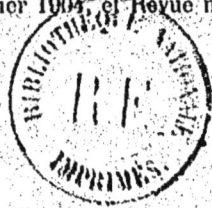

BIBLIOTHÈQUE NATIONALE IMPRIMÉS

www.ingramcontent.com/pod-product-compliance
Lightning Source LLC
Chambersburg PA
CBHW072312210326
41519CB00057B/4888